A MORTE
E O MORRER EM PORTUGAL

MARIA DO CÉU MACHADO
LUÍSA COUCEIRO
ISABEL ALVES
RICARDO ALMENDRA
MARIA A CORTES

A MORTE
E O MORRER EM PORTUGAL

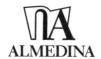
ALMEDINA

A MORTE E O MORRER EM PORTUGAL

AUTORES
MARIA DO CÉU MACHADO, LUÍSA COUCEIRO, ISABEL ALVES, RICARDO ALMENDRA, MARIA CORTES

EDITOR
EDIÇÕES ALMEDINA, SA
Rua Fernandes Tomás, nºs 76, 78, 80
3000-167 Coimbra
Tel.: 239 851 904 • Fax: 239 851 901
www.almedina.net • editora@almedina.net

DESIGN DE CAPA
FBA.

PRÉ-IMPRESSÃO
G.C. – GRÁFICA DE COIMBRA, LDA.
Palheira – Assafarge
3001-453 Coimbra
producao@graficadecoimbra.pt

IMPRESSÃO E ACABAMENTO
PAPELMUNDE, SMG, LDA.

Julho, 2011

DEPÓSITO LEGAL
331427/11

Os dados e as opiniões inseridos na presente publicação
são da exclusiva responsabilidade do(s) seu(s) autor(es).

Toda a reprodução desta obra, por fotocópia ou outro qualquer
processo, sem prévia autorização escrita do Editor, é ilícita
e passível de procedimento judicial contra o infractor.

Biblioteca Nacional de Portugal – Catalogação na Publicação

A MORTE E O MORRER EM PORTUGAL

A morte e o morrer em Portugal / Maria do Céu
Machado... [et al.]. – (Olhares sobre a saúde)
ISBN 978-972-40-4570-2

I – MACHADO, Maria do Céu, 1950-

CDU   616

... custa-me morrer porque nunca tive tanta vida acumulada
VITORINO NEMÉSIO, 1986

PREFÁCIO

De morte natural nunca ninguém morreu.
JORGE DE SENA

Vivemos num país de "achadores", como diria um ilustre economista da nossa praça, "achamos" sobre tudo e sobre nada, mas fundamentamos pouco as nossas opções e avaliamos pouco o que vamos decidindo e implementando. Se isto é verdade para a nossa sociedade em geral, é particularmente notório no campo da política de saúde: não somos tímidos nas mudanças nem parcos nas reformas: Hospitais SA, EPE, hospitais públicos com gestão privada, centros hospitalares, parcerias público-privadas, Unidades Locais de Saúde, reforma das urgências, dos cuidados primários, criação dos Cuidados Continuados Integrados, entre outras, no entanto, poucas destas mudanças foram avaliadas no seu impacte e, das que foram avaliadas, ainda menos foram divulgadas.

É pois de saudar o aparecimento deste estudo do Alto Comissariado da Saúde sobre a morte em Portugal, que representa um contributo inestimável para a compreensão da nossa realidade e para a definição de prioridades neste campo. Esta contribuição revela-se também muito oportuna: a morte tem sido um tema tabu, com um enquadramento cultural e sociológico em mutação acelerada e em que a resposta do sistema de saúde tem sido deficiente. Além disso, o estudo da mortalidade, baseada em fontes de informação relativamente fiáveis, fornece poderosos indicadores de resultados dos cuidados de saúde.

Na realidade são impressivas algumas das conclusões, embora com relevância diversa, umas a confirmar intuições que nós temos, outras, contrariando ideias feitas. Quando digo nós quero dizer os profissionais de saúde que trabalham nos hospitais, particularmente nas urgências e nos serviços de Medicina, que lidamos diariamente com a morte e nos tornamos forçadamente seus espectadores "privilegiados".

Assim, vemos a confirmação, na última década, de uma tendência que já tínhamos demonstrado entre 1958 e 2000, que é a progressiva hospitalização da morte: em 1958, das pessoas que morriam por doença, apenas 11% morria no hospital, em 2008 essa percentagem ultrapassa já os 61%. Esta transição é difícil de reverter porque tem a ver com a progressiva ocultação da morte que assolou uma sociedade que foi sendo abandonada pelos seus deuses, mas também com a mitificação da medicina, para a qual muito contribuem as séries de televisão que quase só mostram casos de sucesso. Também a redução do núcleo familiar e com o aumento do emprego feminino, que faz com que seja cada vez mais difícil manter alguém a morrer em casa. Este estudo confirma também que esta transição é progressiva em todo o país, mas é mais rápida e acentuada no Centro e Sul do que no Norte. A correlação mais significativa para explicar esta diferença é com a cartografia da influência religiosa e da manutenção dos laços de solidariedade familiar, que persistem mais fortes no Norte e explica que, nesta região, esta deslocação do local de morte, de casa para o hospital, tenha sido mais lenta. Esta mudança condiciona muito a análise sobre a mortalidade intra-hospitalar.

É também impressivo o aumento de 31% no número de episódios de internamento, entre 2000 e 2008, e de 27% no nº total de óbitos ocorridos nos hospitais. Estes doentes são cada vez mais velhos (a esperança de vida aumentou 2,3 anos nos oito anos do estudo) e com múltiplas co-morbilidades. Esta evolução indicia um aumento da necessidade de camas de agudos e de longa duração e de médicos que tratem este tipo de doentes no meio hospitalar, particularmente os internistas.

Este estudo vem também confirmar que a taxa de mortalidade é um bom indicador para identificar as desigualdades na saúde, basta ver como morrem mais os trabalhadores não qualificados, os operários, os trabalhadores agrícolas, os solteiros, viúvos ou divorciados, os africanos a viver em Portugal e os residentes na região de Lisboa, do Alentejo ou Algarve, em relação ao resto do país, citando apenas algumas das diferenças mais notórias.

A análise da mortalidade permite ainda identificar as maiores causas de Anos de Vida Potencial Perdidos. E aqui os dados são animadores: as causas de morte sensíveis à prevenção primária ou aos cuidados de saúde têm tido uma evolução genericamente favorável no nosso país, incluindo alguns tumores, as doenças do aparelho circulatório e os acidentes com veículos a motor. Estes números estão em linha com outros indicadores que demonstram um bom desempenho global do nosso sistema de saúde. Conforme é alertado no estudo, o aumento do tabagismo e da obesidade nas camadas jovens poderá inverter esta evolução. Apresentam uma evolução desfavorável, a mortalidade por cancro do cólon, recto e ânus, cancro do colo do útero e as doenças ligadas ao abuso de álcool, o que identifica estas áreas como prioritárias para a implementação de programas específicos.

É também muito relevante o inquérito feito aos serviços hospitalares sobre os cuidados aos doentes em fase terminal de vida, quando esta é uma das áreas em que o Sistema de Saúde tem demonstrado maior dificuldade de resposta. O que se conclui deste inquérito é que estamos um pouco melhor do que há dez anos, mas estamos muito longe de reunirmos as condições para uma resposta digna e eficaz a estes doentes. A existência de orientações para abordagem destes doentes em 68% dos serviços, assim como o facto de 39% dos enfermeiros terem formação específica, são números positivos. No entanto, estes dados não impedem que Portugal seja classificado em 31º lugar, entre 40 países, na disponibilidade de cuidados em fim de vida, segundo um *ranking* citado da *Economist Intelligence Unit.*

Este estudo afirma-se assim como uma das melhores análises feitas sobre o "onde" e o "porquê" da morte na população portuguesa e, nesse sentido, assume-se como uma fonte de conhecimento essencial para algumas das orientações da política de saúde nos próximos anos. O que é mais difícil é mostrar "como" se morre em Portugal, porque isso é uma imagem mais apreensível pelos sentidos e pelas emoções. E a realidade é que se morre cada vez mais velho, mais incapacitado e mais só numa cama dum qualquer serviço de Medicina ou na maca da urgência de um qualquer hospital, às vezes ainda sujeito a fúteis manobras de reanimação.

Deixemo-nos de eufemismos: o medo da morte não poupa os profissionais de saúde, mas o conhecimento, a compreensão e especialmente a consciência de todos estes fenómenos ajuda o sistema a decidir o que fazer para diminuir as mortes evitáveis, ajuda os profissionais a capacitarem-se para melhor aliviarem o sofrimento dos que caminham inexoravelmente para o seu fim e, quando este chega, assegurarem aos nossos doentes o direito a uma morte digna.

LUÍS CAMPOS

NOTA PRÉVIA

The study of dying is like gazing into a reflecting pool
(ALLAN KELLEHEAR, 2007)

A saúde em Portugal, na primeira década do século XXI, caracterizou-se por reformas no âmbito do Plano Nacional de Saúde 2004-2010, monitorizadas através de indicadores de mortalidade, tradicionalmente fáceis de obter e, por isso, os mais utilizados na análise do estado de saúde de uma população.

O padrão da mortalidade pela idade e sexo é um marcador da situação epidemiológica e do peso da doença e permite comparabilidade entre países de que são exemplo, as publicações regulares da OCDE (*Health at a Glance,* 2010) e da OMS (Matters *et al.*, 2009).   .

Em Portugal, há duas bases oficiais de óbito: i) a da mortalidade (Instituto Nacional de Estatística), elaborada a partir do registo de óbito; ii) a dos diagnósticos de internamento, alta e letalidade intra-hospitalar, através da codificação por Grupos de Diagnósticos Homogéneos (Administração Central do Sistema de Saúde).

O valor destas bases depende do formulário mas principalmente de quem o completa e do conhecimento que tem do doente.

O certificado de óbito é preenchido manualmente por um médico que, no hospital, será supostamente responsável pelo doente. Quando a morte acontece no domicílio ou *noutro local* como na rua, muitas vezes, o médico desconhece por completo a história clínica que colhe através da família, sem análise ou pesquisa do processo clínico.

Quanto ao registo hospitalar, o processo clínico é finalizado pelo médico que assistiu o doente no hospital e depois a informação é codificada por médicos com formação e contrato específicos e posteriormente construída a base de dados.

Neste estudo, analisam-se estas duas bases, de forma exaustiva, nos anos 2000, 2004 e 2008. O peso da informação obtida não permite, nesta publicação, uma discussão tão aprofundada como seria desejável. No entanto, espera-se que possa ser utilizada por estudantes e especialistas da saúde, em aspectos pontuais e, que estimule uma investigação mais detalhada, de modo a que toda esta informação seja geradora de conhecimento.

A frieza dos números não encobre ou disfarça os aspectos éticos ligados ao fim da vida, como a eutanásia, a futilidade terapêutica ou o testamento vital, discutidos por filósofos, médicos e políticos mas estas, são áreas que merecem reflexão específica.

Até ao século XX, a morte era um acontecimento esperado, raramente súbito. Serena, apercebida pelo próprio e acompanhada por familiares e amigos. Actualmente, a morte urbana é a morte *manipulada,* em que a família exige o atendimento e a resposta adequada e a tentativa última de a evitar. A morte hospitalar, sem ritual de passagem, de *acontecimento* passou a ser um *processo* (J Lobo Antunes, 2008).

Este fenómeno da hospitalização da morte, crescente após a II Grande Guerra, determinou um estudo complementar sobre a organização dos serviços hospitalares e a formação dos médicos e enfermeiros. Realça-se uma preocupação crescente e uma preparação incipiente do apoio ao Doente em Fase Terminal da Vida e à Família e uma organização tímida dos cuidados paliativos.

Em *A Morte e o Morrer em Portugal,* estuda-se *a morte* nos aspectos que possam determinar estratégias de melhoria da vida e *o morrer,* de que o paradigma na sociedade actual, é o morrer do velho, numa instituição de idosos, sem afecto nem memórias.

MARIA DO CÉU SOARES MACHADO
Alta Comissária da Saúde (2006-2011)

CAPÍTULO I – ENQUADRAMENTO E METODOLOGIA

1. Enquadramento

A análise do estado de saúde de uma população, os determinantes e a identificação de morbilidade e mortalidade têm sido reconhecidos por investigadores, técnicos e decisores políticos como imprescindíveis no planeamento, definição de políticas e programas de intervenção baseados na evidência para a monitorização e avaliação dos sistemas de saúde (Mathers *et al.*, 2003).

Apesar da complexidade, da múltipla dimensão e intersectorialidade associadas ao conceito de saúde, o estudo da mortalidade como indicador substituto (*proxy*) do estado de saúde da população continua a ser dos mais utilizados por se tratar de um evento objectivo, inequívoco e universal. A análise da mortalidade por causas permite estudar as doenças que foram causa de morte.

Novos indicadores têm surgido assim como novas abordagens e desafios a nível de registos, permitindo melhor comparabilidade, fiabilidade, validade e interoperabilidade entre os sistemas que contêm os resultados.

Em Portugal, a certidão de óbito é o *acto de registo civil que certifica o falecimento de qualquer indivíduo ocorrido em território português* (cit. Portal do Cidadão). Este documento é de extrema importância não só a nível administrativo mas também para a investigação, não devendo ser encarado como um acto final mas antes *...um instrumento de vida... que permite que a vida retratada em seus últimos instantes possa continuar ao serviço da vida* (cit. Ministério da Saúde Brasil, 2006).

Idealmente, os sistemas de registo de estatísticas vitais de um país devem incluir todos os óbitos que ocorrem nas suas fronteiras e garantir a qualidade de desagregações básicas como o sexo, a idade e a causa de morte. No entanto, nem todos os países dispõem de sistemas com igual nível de cobertura e qualidade que permitam comparabilidade dos dados.

Em Portugal, as bases de dados mais utilizadas para a análise da mortalidade são a do Instituto Nacional de Estatística (INE), a partir do certificado de óbito, que identifica todos os óbitos ocorridos em Portugal e a dos Grupos de Diagnósticos Homogéneos (GDH), da responsabilidade da Administração Central do Sistema de Saúde (ACSS), que reporta os óbitos ocorridos nos hospitais do Serviço Nacional de Saúde (SNS).

A comparabilidade dos dados segundo as causas de morte entre diferentes sistemas ou períodos temporais e espaciais tem sido facilitada pelo desenvolvimento e sucessivas revisões da *Classificação Estatística Internacional de Doenças e Problemas Relacionados com a Saúde (CID)* da WHO, que actualmente se encontra na 10ª revisão.

No entanto, em Portugal, nem todas as bases de dados que contêm informação relativa a doenças e causas de morte a disponibilizam segundo esta última revisão. A codificação dos GDH é feita pela 9ª revisão e a do INE pela 10ª.

A conversão, de uma para outra, deveria ser simples e estar bem definida, mas tal não se verifica para todas as doenças. Como exemplo, pode citar-se a cirrose do fígado, codificada com um único código na 9ª revisão (571) e que passou a estar descrita por um conjunto de códigos na 10ª revisão, incluindo codificação a 4 dígitos (K70.3, K71.7, K74.3, K74.4, K74.5, K74.6). Também nos acidentes com veículos a motor, se passou de um pequeno grupo de códigos sequenciais (E810-E825) para um conjunto mais complexo (em que são excluídos alguns códigos intercalares por se referirem a acidentes com outro tipo de veículos): V02-V04, V09, V12-V14, V19-V79, V86-V89.

Verificam-se, ainda, dificuldades na determinação da principal causa responsável pelo óbito, principalmente no idoso com múltiplas doenças crónicas. No que se refere aos óbitos de doentes internados, esta dificuldade é acrescida pelo facto de, na base de dados dos GDH, não haver um campo que identifique a causa do óbito, sendo a causa principal do internamento utilizada para o estudo da letalidade intra-hospitalar, o que pode ser um factor de confundimento.

Um dos grandes constrangimentos associado à análise dos óbitos é o número de casos em que a causa de morte não é especificada. Em Portugal, os óbitos registados como Sintomas, sinais, exames anormais, causas mal definidas é ainda muito elevado, representando mais de 10% do total. Segundo os dados da HFA-WHO Data Base 2010, em 2004, Portugal apresentava uma taxa de mortalidade padronizada por causas mal definidas de 62/100 000 habitantes, valor muito superior ao dos restantes países da UE (média: 16,7; melhor valor: 3,0 no Reino Unido). Este grupo e outros como lesões cuja intenção é indeterminada, tumores malignos de outras localizações e de localizações mal definidas, comprometem a utilidade da informação e têm sido identificados como indicadores da má qualidade do preenchimento do registo da mortalidade por causas (Mathers *et al.*, 2005).

O correcto preenchimento dos certificados de óbito é um acto médico de extrema importância e deve ser entendido como uma obrigação ética destes profissionais (Ministério da Saúde Brasil, 2006).

Outros dos desafios que se coloca ao estudo da mortalidade e seus determinantes é a interoperabilidade entre diferentes sistemas. Nos últimos anos, têm sido desenvolvidas novas Tecnologias de Informação e Comunicação (TIC) nos diferentes níveis de prestação de cuidados mas continua a não ser possível cruzar informação de extrema importância para o conhecimento epidemiológico e para o planeamento de serviços e do sistema de saúde.

A multiplicação de sistemas não articulados implica desperdício de recursos humanos e técnicos e gera dados replicados ou contraditórios que dificultam as análises e conduzem a ilações sem rigor (Ferreira *et al.*, nd).

Relativamente à informação que se obtém através da análise das bases oficiais, há a salientar a esperança de vida e a mortalidade para avaliar o estado de saúde de uma população, dada a maior disponibilidade e comparabilidade destes indicadores, relativamente aos de morbilidade. A esperança de vida é calculada tendo em consideração a mortalidade observada para cada sexo e grupo etário num dado momento, pelo que sintetiza informação relativa a todos os grupos da população.

A WHO/Europe publicou recentemente o European Health Report 2009, onde se afirma que o estado de saúde da população dos 53 países da região Europa tem melhorado significativamente nas últimas décadas (WHO/Europe, 2010). Ganhos na esperança de vida são atribuíveis à diminuição da mortalidade geral, com maior destaque para as doenças na infância e menor mortalidade prematura, devido à melhoria generalizada dos cuidados de saúde e à capacitação do cidadão quanto a comportamentos saudáveis. Têm ocorrido, ainda, mudanças significativas nos padrões de morbilidade e mortalidade das doenças crónicas não transmissíveis, acidentes e violência, associadas aos comportamentos e estilos de vida.

Da observação comparada da evolução da esperança de vida à nascença nos países europeus, sobressai um padrão de crescimento genericamente uniforme. Entre 2000 e 2007, para os países da Europa dos 15, a longevidade passou de 75,48 para 77,65 anos no sexo masculino e de 81,92 para 83,52 anos no sexo feminino. A longevidade média considerando os 27 países que constituem a União Europeia é mais baixa. De acordo com os dados de 2007, o homem e a mulher europeus vivem, em média, 76,07 e 82,21 anos, respectivamente. Países como a Suécia que, no início do período de observação, apresentavam os valores mais elevados, continuam em 2007 a destacar-se pela maior longevidade. Os países Bálticos e da Europa de Leste apresentam uma esperança de vida à nascença inferior à dos restantes países.

A maior longevidade dos cidadãos dos países mais desenvolvidos poderá ser reflexo de níveis de vida e educacionais mais elevados, adopção de estilos de vida mais saudáveis e facilidade de acesso e melhor qualidade no desempenho dos serviços de saúde, relativamente aos outros países europeus (WHO, 2009). As desigualdades em saúde associadas a factores sociais e económicos, bem como de género, têm sido objecto de inúmeros estudos. O projecto Eurothine (Eurothine, 2007), financiado pelo programa de saúde pública da DGSANCO (Directorate General of the European Commission), visa avaliar o potencial de redução das desigualdades em saúde na Europa (http://www.euro-gbd-se.eu).

Em Portugal, o Plano Nacional de Saúde 2004-2010 é o instrumento estratégico do planeamento em saúde e é monitorizado por 122 indicadores, para os quais foram definidas metas. A mortalidade geral (todas as causas) pelas fases do ciclo da vida e a mortalidade por causas específicas como os tumores malignos, doenças cardiovasculares, VIH-SIDA ou suicídio, acidentes de viação e acidentes laborais são algumas áreas prioritárias para as quais foram nomeadas coordenações nacionais e implementados programas que visam obter ganhos em saúde (Atlas do Plano Nacional de Saúde, 2010).

A análise de taxas tradicionais como a mortalidade geral e a esperança de vida deve ser acompanhada do estudo de outros indicadores de mortalidade, para uma visão mais abrangente do estado de saúde, das necessidades e prioridades, tais como os de mortalidade prematura e evitável.

Os Anos de Vida Potencial Perdidos (AVPP) têm sido dos indicadores mais utilizados para determinar a mortalidade prematura. Enquanto as tradicionais taxas de mortalidade apenas permitem identificar as principais causas de morte em função da magnitude de óbitos, independentemente da idade em que ocorrem, os AVPP têm em consideração este último aspecto.

Enquadramento e Metodologia 17

O conceito de causas de mortalidade evitáveis surgiu em 1970 para avaliar a qualidade e o desempenho dos sistemas de saúde (Nolte *et al.*, 2008). Em 1976, um estudo de diversos investigadores, liderado por Rustein (Treurniet *et al.*, 2004) identificou um conjunto de causas (doença, incapacidade ou morte) consideradas evitáveis por cuidados preventivos ou curativos. Foi posteriormente reformulado em 1980 e desde então vários têm sido os autores que têm proposto novos conjuntos de causas.

Na Europa, a lista apresentada por Ellen Nolte (2004) tem sido a mais utilizada, identificando-se as causas de morte e grupos de idade correspondentes considerados evitáveis por prevenção primária: cancro da traqueia, brônquios e pulmão (0-74 anos), cirrose do fígado (0-74 anos) e acidentes com veículos a motor (todas as idades); ou por cuidados de saúde adequados: infecções intestinais, tuberculose, outras infecções (difteria, tétano, poliomielite), septicemia, tumores malignos do cólon e recto, pele, mama feminina, colo do útero, doença de Hodgkin, leucemia, doença da tiróide, diabetes mellitus, epilepsia, doença hipertensiva, doença isquémica cardíaca, AVC, doença respiratória, úlcera péptica, apendicite, hérnia abdominal, colelitíase e colecistite, nefrite e nefrose, complicações da gravidez, parto e puerpério, algumas afecções originadas no período perinatal, malformações congénitas do aparelho circulatório, acidentes em pacientes durante procedimentos médicos ou cirúrgicos (Em anexo).

A análise dos AVPP por estes conjuntos de causas permite identificar áreas de intervenção prioritárias e com maior potencial de ganhos em saúde.

Considerando todas as causas de morte (evitáveis ou não), em Portugal, sobressaem as doenças cardiocerebrovasculares e os tumores malignos, representando 21% e 23% do total de óbitos, respectivamente. Estas são, ainda, responsáveis por um elevado número de anos de vida potencial perdidos mas, apesar da elevada mortalidade proporcional por estes dois grupos de doença, têm vindo a decrescer.

Entre 2001 e 2009, a taxa de mortalidade padronizada abaixo dos 65 anos por DIC (/100 000) decresceu 38,2% (14,9 para 9,2/100 000) e por AVC 44,8% (17,2 para 9,5/100 000) (Atlas do PNS 2004-2010, 2010).

Diferenças no nível socioeconómico têm sido constantemente associadas à incidência e mortalidade por AVC e DIC. Num estudo desenvolvido recentemente na Suécia, concluiu-se que a taxa de incidência padronizada pela idade de doença coronária era superior nos bairros com elevada privação socio-material (Winkleby *et al.*, 2007). Outro estudo (Kunst *et al.*, 1998) identifica nos grupos socioeconómicos mais baixos menor sobrevivência após um AVC.

Os tumores malignos são a segunda principal causa de morte em Portugal, mas a primeira na população com menos de 65 anos. No entanto, entre 2003 e 2009, a taxa de mortalidade padronizada abaixo dos 65 anos (/100 000 hab.) decresceu ligeiramente (3%) (Atlas do PNS 2004-2010, ACS 2010).

A OMS prevê que, em 2020, 10 milhões de pessoas morram de cancro, o que corresponde a um aumento de 61% em relação a 2000. Na Europa, prevê-se um aumento de 24% nesse período (WHO, 2003).

Estudar a morte deve necessariamente incluir o morrer ou seja o apoio ao doente em fase terminal de vida (DeFTV), definido como todo o doente cujo estado clínico indicia uma aproximação da morte, sendo a decisão médica dirigida para o alívio de sintomas.

O DeFTV deve ser cuidado com compreensão afectiva e respeito, sem terapêuticas fúteis, no domicílio ou em contexto hospitalar, em ambiente de privacidade e sempre que possível familiar. Todos os cuidados prestados devem conduzir a uma morte digna, socializada, reconhecida e aceite (CNECV, 1995).

O DeFTV, em situação de intenso sofrimento, decorrente de doença incurável em fase avançada e rapidamente progressiva, necessita de cuidados paliativos que promovam o bem-estar e a qualidade de vida possíveis até à morte (CNECV, 1995).

Os serviços hospitalares devem estar preparados para apoiar os doentes em fase terminal de vida e respectivas famílias. Estas situações são um desafio pessoal e profissional para médicos e enfermeiros, dependendo da sua estabilidade emocional e atitude perante a doença e a morte bem como das experiências pessoais anteriores (Marques *et al.*, 1991). A literatura mostra que existem diferenças na percepção e no comportamento de médicos e enfermeiros na abordagem a estas questões, bem como entre profissionais de saúde generalistas e especialistas (Natan, *et al.*, 2010; Murakawa, 2009).

Com este trabalho pretende avaliar-se a qualidade dos registos portugueses de mortalidade (Certificado de Óbito e Grupos de Diagnósticos Homogéneos) e a comparabilidade das bases de dados. E ainda compreender a organização dos serviços hospitalares bem como a formação e experiência de médicos e enfermeiros no acompanhamento de doentes em fase terminal de vida e respectivas famílias.

A fiabilidade da informação sobre mortalidade na população adulta em Portugal condiciona a adequabilidade das intervenções às verdadeiras necessidades da população.

2. Metodologia

Para a análise comparativa da mortalidade geral, por causas e prematura foram utilizados dados provenientes do Instituto Nacional de Estatística (INE) e para a mortalidade intra-hospitalar recorreu-se a dados do registo de Grupos de Diagnósticos Homogéneos (GDH) da Administração Central do Sistema de Saúde (ACSS).

Na última década, foram desenvolvidas diversas reformas no sistema de saúde português que importa acompanhar. Neste estudo, foram seleccionados os anos de 2000, 2004 e 2008 por se considerarem os mais adequados, permitindo uma análise evolutiva mas em contextos organizacionais semelhantes, da sociedade e do próprio sistema de saúde. Consideraram-se apenas os óbitos de pessoas com idade igual ou superior a 15 anos (≥15 anos) por se pensar que as causas de morte associadas às crianças são extremamente específicas desse grupo. As idades foram agrupadas em 15-24 anos, 25-44 anos, 45-64 anos, 65-74 anos, 75-84 anos e ≥85 anos, grupos que apresentam um padrão mais homogéneo de causas de morte. Os dados referem-se a Portugal Continental.

Foram ainda recolhidos dados relativos à organização dos serviços hospitalares portugueses para o apoio ao doente em fase terminal de vida (DeFTV) e familiares bem como à experiência e formação dos profissionais de saúde.

A informação sobre mortalidade ocorrida em Portugal, em particular, por causas de morte, encontra-se sediada em bases de dados anuais da responsabilidade do INE em que, para cada óbito, se dispõe de um vasto conjunto de informação como sexo, idade, nacionalidade, data de nascimento, data de óbito, local de residência, da causa de morte, entre outras (INE, 2009).

De acordo com as normas estabelecidas pelo INE e pelo Conselho Superior de Estatística (CSE), é vedado o acesso de qualquer pessoa ou instituição à base de dados da mortalidade, uma vez que nela estão contidos dados considerados de extrema sensibilidade. Deste modo, com base no último modelo de verbete para óbito de indivíduos com 28 ou mais dias (instrumento de notação nº 9466, do INE), foram identificadas as variáveis disponíveis e desenhada a estrutura das tabelas para solicitação ao INE.

O referido verbete contém informação relativa à causa de morte (directa, devida ou consecutiva), tipo de óbito (natural, não natural, sob investigação), tipo de óbito não natural (acidentes, homicídio, suicídio), data de falecimento, local (domicilio, hospital/clínica, noutro local), base de indicação da causa de morte (elementos de ordem clínica, autópsia, auto lavrado pela autoridade administrativa, outros documentos oficiais), sexo, data de nascimento, estado civil, naturalidade, nacionalidade, residência habitual, condição perante o trabalho, profissão, situação na profissão, ramo de actividade, dados relativos ao casamento e filiação e, se idade inferior a 1 ano, dados relativos aos pais (filiação, instrução, profissão, situação na profissão e ramo de actividade).

Foi solicitado ao INE que os dados referentes a mortalidade geral fossem desagregados por local de residência (NUTS II, com a delimitação correspondente à legislação de 1999), sexo, estado civil, idade, nacionalidade, condição perante o trabalho, profissão e situação na profissão. Para a mortalidade por causa de morte, os dados foram desagregados por local do óbito e, adicionalmente, por uma das seguintes variáveis: local de residência (NUTS II de 1999), sexo, idade, base de indicação da causa de morte, estado civil, condição perante o trabalho, situação na profissão, profissão e nacionalidade. O INE disponibilizou, ainda, o indicador Anos de Vida Potencial Perdidos, por local de residência (segundo as NUT II de 1999) e por causa de morte. A lista das causas de morte e respectivos códigos encontra-se no Anexo 1.

Adicionalmente, foram pedidas, ao Serviço de Estrangeiros e Fronteiras (SEF), as estimativas para a população estrangeira a residir em Portugal em 2004 e 2008, segundo o grupo etário e nacionalidade. As estimativas para o ano 2000 não estavam disponíveis.

Aos dados recebidos foram aplicadas algumas técnicas de verificação de qualidade com base num conjunto de validações de coerência.

Os dados provenientes do INE foram organizados em tabelas de acordo com os objectivos propostos para cada subcapítulo.

'**Natalidade, mortalidade e migrações**', introduz o Capítulo II, com o objectivo de o contextualizar. Mostra a evolução (2000-2008) dos resultados globais das taxas de natalidade, mortalidade e crescimento migratório, bem como da esperança média de vida à nascença para homens e para mulheres (INE, 2009).

Em '**A morte em Portugal: de 2000 a 2008**' analisa-se a evolução da mortalidade na população com 15 e mais anos por sexo, grupo etário, local de residência, estado civil, profissão e situação na profissão, condição perante o trabalho, nacionalidade, local de óbito e causa de morte, com destaque para a causa "sintomas, sinais, exames anormais e causas mal definidas", por ser um bom indicador da qualidade dos dados. Foi, ainda, analisada a base de indicação da causa de morte, com especial relevância para as autópsias.

Calculam-se taxas brutas e específicas de mortalidade e os respectivos intervalos de confiança a 95%, de modo a ter em consideração a incerteza gerada pela variação natural inerente aos processos biológicos e aleatórios que governam a ocorrência de eventos como óbitos e doenças. Os intervalos de confiança foram determinados usando a aproximação normal, dada a dimensão da amostra (>100) (Washington State Department of Health, 2002).

Os intervalos de confiança foram usados como testes estatísticos para comparação de duas taxas de mortalidade. Se a intersecção dos respectivos intervalos de confiança for nula, o teste estatístico comparável indicará uma diferença estatisticamente significativa. No entanto, quando existe sobreposição entre os intervalos de confiança, a diferença entre as taxas poderá ser significativa ou não. Nesta situação, realizou-se o teste estatístico para a diferença entre taxas, assumindo que a variância era a mesma. A hipótese nula era H_0: a diferença entre as taxas é nula e a hipótese alternativa era H_a: a diferença entre as taxas não é nula. Sob H_0, a estatística de teste tem uma distribuição t com (n+m-1) graus de liberdade, onde n e m correspondem ao tamanho de cada amostra (Hogg *et al.*, 1995).

Neste capítulo, para além dos valores das taxas brutas de mortalidade, foram ainda calculadas taxas de mortalidade padronizadas pela idade (usando-se o método directo de padronização e a população de Portugal Continental como população padrão). Este indicador foi calculado para a mortalidade segundo o local de residência (considerando as unidades geográficas correspondentes ao nível II de desagregação da Nomenclatura das Unidades Territoriais para Fins Estatísticos (NUTS II) do Decreto de Lei nº 317/99 de 11 de Agosto), assim como mortalidade segundo o estado civil e a nacionalidade.

As taxas de mortalidade padronizadas pela idade (TMP) foram posteriormente analisadas segundo uma medida de risco de morte associada à aplicação de métodos directos – índice Comparativo de Mortalidade

(ICM) – de forma a ser possível estabelecer a correcta comparação entre os valores das Regiões e o do Continente. Deste modo, calculou-se o quociente entre a TMP da Região X e a TMP de Portugal Continental, multiplicando-se o resultado por 100. Para valores próximo de 100, o risco é idêntico ao de Portugal, se superior a 100 o risco na Região é superior e se inferior a 100, é inferior. Para testar se as diferenças são estatisticamente significativas, efectuou-se um teste de hipóteses em que a H_0: ICM da Região X = 100 e a H_a: ICM da Região X ≠ 100 (Rabiais *et al.*, 2004). Assumiu-se um nível de significância de 5%.

'**Morrer no hospital, em casa ou na via pública (2008)**', replica e desagrega os quadros produzidos nos capítulos anteriores segundo o local de ocorrência do óbito: no hospital/clínica, num domicílio (incluindo-se nesta categoria os óbitos ocorridos em habitações particulares e lares para idosos) e noutro local (exemplo dos óbitos na via pública).

Para cada análise cruzada (local do óbito x cada uma das outras variáveis em estudo) realizou-se o teste de independência do Qui-quadrado. Este teste forneceu informação quanto à existência, ou não, de relação entre o local do óbito e cada uma das variáveis mas não quanto ao grau de associação existente, pelo que foram também calculadas algumas medidas de associação, com base nos valores obtidos para Qui-quadrado, nomeadamente o coeficiente Phi, o coeficiente de contigência e o V de Cramer. Foi testada a hipótese nula (cada uma destas medidas ser igual a zero) (Pestana, *et al.*, 2003).

Para traçar o perfil da população falecida em estabelecimento hospitalar (ano 2008), no domicílio e noutro local considerou-se a modalidade de cada variável (sexo, grupo etário, local de residência, estado civil, condição perante o trabalho, profissão, nacionalidade e causa de morte) para a qual se registou a maior frequência de óbitos, relativamente ao total de óbitos nesse local.

Em '**Mortes prematuras e evitáveis**', analisa-se a mortalidade prematura para os grandes grupos de causas de morte bem como as consideradas evitáveis por prevenção primária e por cuidados de saúde adequados. A metodologia seguida para o cálculo dos AVPP foi a do INE, que considera os óbitos dos 0 aos 69 anos e, para a selecção das causas de morte, as preconizadas por Ellen Nolte (2004). A lista de causas seleccionadas para cada grande grupo (prevenção primária ou cuidados de saúde), respectivos códigos da Classificação Internacional de Doenças – 9ª versão (CID 9) e 10ª versão (CID 10), assim como as idades consideradas, encontram-se no Anexo 2.

Enquadramento e Metodologia 23

No cruzamento, análise e representação gráfica e alfanumérica dos dados foi utilizado o Microsoft Office Excel, versões de 2003 e 2007, assim como o software de análise estatística SPSS, versão 15.0 para Windows e o sistema de informação geográfica ArcMap versão 9.2, para a distribuição geográfica.

O capítulo III, **'A morte hospitalar'**, incide sobre a mortalidade intra-hospitalar. A informação sobre internamentos hospitalares foi obtida através do registo de Grupos de Diagnósticos Homogéneos (GDH) da ACSS. Esta base de dados integra todos os episódios de internamento hospitalar ocorridos nos hospitais do Serviço Nacional de Saúde (SNS), com excepção dos Hospitais Psiquiátricos. Contém informação relativa ao doente (idade, sexo, local de residência) e episódio de internamento (serviço hospitalar, data de admissão e alta, diagnóstico principal e asso-ciados, causas externas, procedimentos, tipo de saída, número de dias de internamento, hora de entrada e saída e código de GDH atribuído).

As bases de dados analisadas referem-se aos anos em que ocorreram os registos de alta hospitalar (2000, 2004 e 2008).

Os episódios contabilizados equivalem a internamentos e não a in-divíduos hospitalizados, podendo o mesmo indivíduo estar associado a um número variável de internamentos, relativo a diferentes episódios de doença e/ou a recorrentes hospitalizações para o mesmo episódio de doença (Nicolau, 2009).

A definição geral de internamento engloba o conjunto de serviços destinados a situações em que um indivíduo é admitido num estabeleci-mento de saúde com internamento, num determinado período, que ocupe cama, para diagnóstico ou tratamento, com permanência de, pelo menos, vinte e quatro horas, exceptuando-se os casos em que os doentes venham a falecer, saiam contra parecer médico ou sejam transferidos para outro estabelecimento, não chegando a permanecer durante vinte e quatro horas nesse estabelecimento de saúde (Ministério da Saúde, 2010). Foram tam-bém considerados os internamentos com duração inferior a 24 horas, salvo algumas excepções adiante explicadas.

Até 2006 o registo dos GDH incluía apenas episódios de interna-mento hospitalar mas, a partir desta data, passou a conter também os episódios de ambulatório médico[1] (hospital de dia, radioterapia, quimio-

---

[1] GDH de Ambulatório Médico – um ou mais actos médicos, realizados com o mesmo objectivo terapêutico e/ou diagnóstico, na mesma sessão, num período inferior a 24 horas. Por especialidade, existe um GDH por dia que engloba todos os actos realizados,

terapia e hemodiálise). De forma a minimizar o efeito criado pela introdução dos GDH de ambulatório médico (em Agosto de 2006 para facturação aos subsistemas e em 2007 para o SNS) e permitir a análise evolutiva e comparativa dos dados no período considerado, optou-se por excluir os episódios de zero dias de internamento agrupados nos GDH 409, 410, 876 e 317 (correspondentes a admissões directas[2]: radioterapia, quimioterapia e hemodiálise) ou aqueles cujo campo "Modulo" indicava hospital de dia ("HDI") e admissões directas ("RAD"). Foram, ainda, retirados os códigos correspondentes a complicações na gravidez, parto e puerpério (CID9: 630-676).

Considerou-se como causa de morte o código da CID 9 presente no diagnóstico principal[3]. Entende-se por taxa de letalidade intra-hospitalar a proporção de óbitos ocorridos nos hospitais em relação aos internamentos registados. No cálculo das taxas de letalidade intra-hospitalar por causas de morte específicas, as proporções são calculadas considerando-se os óbitos e internamentos por essas causas.

O esquema seguinte sumariza os critérios de inclusão e exclusão considerados para o cálculo de internamentos e letalidade intra-hospitalar (Figura 1).

Foram analisados os episódios de internamento, óbitos de doentes internados e taxa de letalidade intra-hospitalar segundo o sexo, grupo etário, local de residência, local de internamento e causas. Os episódios de internamento e os óbitos foram associados às NUTS II e NUTS III, segundo o local de residência dos internados e às Regiões de Saúde considerando a localização do hospital. No entanto, nas desagregações que implicam a utilização do código de residência, os totais nacionais são sempre superiores à soma das Regiões uma vez que há óbitos com código de residência inválido para os quais não é possível apurar a Região.

Com base nos registos dos GDH foram, ainda, desenvolvidos mapas de fluxos origem – destino considerando o local de internamento (hospitais)

---

excepcionando-se a quimioterapia em simultâneo com radioterapia ou com a inserção de dispositivo de acesso vascular totalmente implantável.

[2] Admissão directa – forma de contacto dos doentes com os hospitais, em regime de ambulatório, independente de qualquer *episódio de consulta*, de *urgência* ou de *internamento*, destinada à realização de um *Meio Complementar de Diagnóstico e Terapêutica* previamente autorizado e agendado.

[3] Diagnóstico Principal – o que, após estudo da situação clínica do doente, é considerado responsável pela admissão no hospital, para tratamento (http://portalcodgdh.min-saude.pt)

FIGURA 1
Critérios de inclusão e exclusão para cálculo da letalidade intra-hospitalar

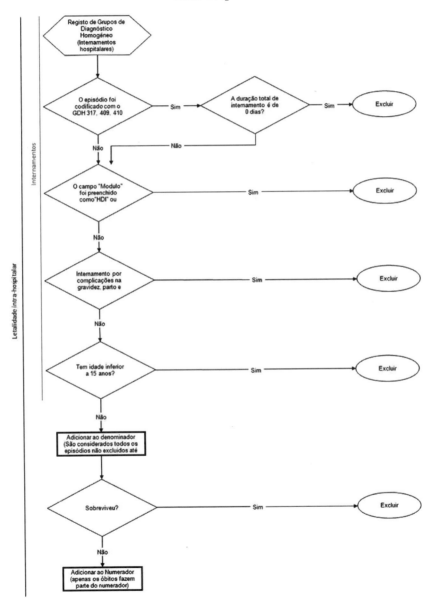

Fonte: Elaborado pelos autores.

e de residência dos internados, a nível do concelho. Estes fluxos foram efectuados apenas para os Hospitais (H) e/ou Centros Hospitalares (CH) considerados mais diferenciados, tendo sido seleccionados: CH de Lisboa Ocidental (CHLO), CH de Lisboa Norte (CHLN), CH de Lisboa Central (CHLC), H da Universidade de Coimbra (HUC), CH Coimbra (CHC), H de São João, H de Santo António e H de Faro.

Para esta análise recorreu-se às ferramentas presentes no *ET Geowisard* disponíveis para *ArcMap*.

Em **'Morrer com doença cardiovascular. Morrer com doença oncológica',** replicaram-se as análises anteriores mas especificamente para as principais causas de morte em Portugal: doenças do aparelho circulatório (CID9: 390-459) e tumores malignos (CID9: 140-208). No primeiro grupo estudaram-se em mais detalhe a doença isquémica cardíaca (CID9: 410-414) e o acidente vascular cerebral (CID9: 430-434). No segundo grupo foram analisados os tumores malignos da mama feminina (CID9: 174), do colo do útero (CID9: 180), do cólon e recto (CID9: 153, 154.0-154.1), da traqueia, brônquios e pulmão (CID9: 162) e da próstata (CID9: 185).

Traçou-se um perfil do doente internado e do doente falecido, para cada uma das causas anteriormente referidas, considerando-se a mediana da idade e a maior frequência para o sexo, local de residência, local de internamento e diagnósticos associados.

Para representar os diagnósticos associados a base foi desdobrada, de acordo com o representado na figura 2.

FIGURA 2
Representação esquemática da selecção dos internamentos associados

Dr	Ddx2	Ddx3
1	x	
2	x	x
3		
4	x	x
5	x	x
6	x	

Dr	Ddx2+ ddx3
1	X
2	X
4	X
5	X
6	X
2	X
4	X
5	X

Fonte: Elaborado pelos autores.

A representação gráfica dos resultados obtidos foi realizada com recurso ao Microsoft Office Excel, versões de 2003 e 2007, assim como ao software de sistema de informação geográfica ArcMap versão 9.2.

No capítulo IV, **'O doente em fase terminal de vida'**, analisa-se a organização dos serviços hospitalares bem como a formação e experiência dos profissionais no acompanhamento do Doente em Fase Terminal de Vida (DeFTV).

Entende-se por DeFTV todo o doente cujo estado clínico indicia uma aproximação da morte, sendo a decisão médica dirigida para o alívio de sintomas.

O apoio ao DeFTV e à família requer alguma organização por parte dos serviços hospitalares, bem como formação dos médicos e enfermeiros que os acompanham.

Para obter informação sobre estas áreas, elaboraram-se dois inquéritos: inquérito 1, sobre organização dos Serviços Hospitalares; inquérito 2, sobre a experiência e formação dos profissionais. As perguntas foram inseridas numa aplicação para edição e disponibilização de inquéritos online (FreeOnlineSurveys.com). Esta aplicação insere automaticamente os dados recolhidos numa folha de cálculo, protegida por palavra-chave, à qual apenas os autores do inquérito têm acesso.

A população-alvo elegível para o preenchimento do inquérito 1 é constituída pelos Directores de Hospital, Directores de Serviço, Chefes de Serviço e Enfermeiros Chefe, que exerçam a sua actividade numa unidade hospitalar pública de Portugal Continental. Foram excluídos os Serviços/Unidades de Cuidados Paliativos.

Não se recorreu a uma amostra, tendo sido identificados e seleccionados para recrutamento todos os hospitais públicos existentes em Portugal Continental. Realizou-se um pré-teste do inquérito aplicando-o a 5 Médicos Directores de Serviço de diferentes unidades hospitalares.

O inquérito 1 foi organizado em três partes: 1ª) Informação Geral às características do hospital/centro hospitalar; 2ª) Estratégia do Serviço pcrante o DeFTV relativa às orientações de transferência do doente dentro e fora do hospital, protocolos escritos e não escritos de acompanhamento do DeFTV em diversas situações, formação dos profissionais, apoio psicológico, social, religioso ou linguístico, participação do doente na decisão, cuidados domiciliários e voluntariado; 3ª) Apoio à família do DeFTV e notícia de morte – relativa às informações e escolhas dadas à família para acompanhamento do DeFTV, disponibilização de apoio psicológico e social à família, comunicação do falecimento do DeFTV à família e ao médico de família.

A hiperligação de acesso ao inquérito online foi enviada para todos os Conselhos de Administração dos hospitais públicos de Portugal Continental, solicitando-se o seu reenvio para os respectivos Directores Clínicos, Enfermeiros Directores e Directores de Serviço. O mesmo processo foi efectuado com as Escolas de Enfermagem, pedindo-se que enviassem a hiperligação do questionário para os Hospitais que colaboram na formação dos alunos da Escola e às Sociedades Cientificas.

Os inquéritos estiveram disponíveis para resposta de 15 de Setembro a 15 de Outubro de 2010. No fim do prazo determinado para a recolha de respostas, os dados gravados na folha de cálculo foram exportados para o software SPSS (Statistical Package for the Social Science), versão 15.0. A aplicação utilizada para criação do inquérito *online* impossibilita a identificação dos respondentes.

Considerando a dimensão da amostra, realizou-se apenas uma análise descritiva dos dados: caracterização dos participantes e apreciação global dos resultados.

O inquérito 2 dirige-se a todos os profissionais de saúde que exerçam a sua actividade num serviço de uma unidade hospitalar pública de Portugal Continental, com o principal objectivo de recolher informação relativa à formação e experiência destes profissionais no acompanhamento do DeFTV.

O inquérito 2 foi dividido em três partes: 1ª) Informação Geral relativa ao centro hospitalar no qual o profissional de saúde exerce maioritariamente a profissão; 2ª) Caracterização do profissional de saúde (sexo, idade, profissão, especialidade, ano de licenciatura e formação); 3ª) Experiência do profissional no acompanhamento do DeFTV.

Realizou-se um pré-teste do inquérito aplicando-o a 7 profissionais de saúde que exercem a sua actividade em meio hospitalar.

O procedimento usado para disponibilização do inquérito 2 online e recolha de dados em folha de cálculo foi análogo ao já descrito para o inquérito 1.

Os inquéritos estiveram disponíveis para resposta de 15 de Setembro a 15 de Outubro de 2010. À semelhança do desenvolvido no inquérito anterior, efectuou-se uma caracterização dos participantes e uma apreciação global dos resultados. As respostas foram organizadas segundo a profissão do respondente.

Enquadramento e Metodologia 29

Quanto à metodologia geral, não foi possível aprofundar determinadas análises devido a constrangimentos diversos. Por não haver acesso à base de dados completa dos registos de óbitos gerais e por causas do INE, o cruzamento de informação, que permitiria o aplicação de metodologias estatísticas robustas, é limitado ou mesmo inexistente.

A base de dados de registo dos GDH não permite saber com exactidão a causa de morte, indicando apenas os diagnósticos identificados e os procedimentos realizados ao longo do período de internamento hospitalar. Por outro lado, esta base contém apenas registos de hospitais do SNS, ficando de fora as unidades privadas. Foram, ainda, identificados campos cujo preenchimento é nulo ou demonstra claramente erro.

O número reduzido de respostas aos dois inquéritos realizados não permitiu desenvolver análises estatísticas que possibilitariam conclusões mais robustas e válidas. Este estudo incide essencialmente sobre as unidades hospitalares e experiência dos profissionais, não tendo em consideração a percepção dos familiares dos DeFTV em relação aos cuidados prestados.

Protecção de Dados

Os dados provenientes da base de dados da mortalidade do INE e do registo de GDH da ACSS mantiveram todos os pressupostos necessários à garantia de protecção de dados e segredo estatístico.

Também os inquéritos foram desenvolvidos tendo em consideração as regras e procedimentos que garantem o anonimato dos profissionais que responderam.

Este trabalho não permite a publicação de dados individuais ou dos intervenientes. Deste modo estabelece-se um compromisso com a comunidade científica e com intervenientes ou seus familiares de que não será exposta qualquer informação que os possa identificar.

CAPÍTULO II – A MORTE EM PORTUGAL

1. Natalidade, Mortalidade e Migrações

> **Portugal, 2008:**
> Taxa bruta de natalidade: 9,8 por 1000 habitantes.
> Taxa bruta de mortalidade: 9,8 por 1000 habitantes.
> Taxa de crescimento migratório: 0,9 por 1000 habitantes.
> Esperança de vida à nascença: 78,90 anos
> • 75,68 para os homens;
> • 81,94 para as mulheres.

A natalidade, a mortalidade e as migrações, pilares da evolução demográfica, são o enquadramento dos resultados globais. Verifica-se uma queda acentuada e da natalidade e dos movimentos migratórios com a consequência previsível do envelhecimento e diminuição da população activa.

Em Portugal, entre 2000 e 2008, o número de nados vivos apresentou um decréscimo relativo de 12,6% e a taxa bruta de natalidade caiu de 11,6 para 9,8 nados vivos por 1000 habitantes. A taxa bruta de mortalidade também mostrou tendência genericamente decrescente e ligeiras variações, com um valor próximo de 10 óbitos por 1000 habitantes. O acréscimo relativo da população portuguesa, no mesmo período, atingiu 3,9%. O aumento do número de residentes foi fortemente determinado pelos saldos migratórios, positivos desde os primeiros anos da década de 90 (mais de 60 000 novos imigrantes por ano, de 2001 a 2003). Em 2004, o saldo migratório estava já abaixo do valor registado no ano 2000 e a taxa de crescimento migratório continuou a decrescer de um modo muito acentuado. Entre 2000 e 2008, baixou de 5,1 para 0,9 por 1000 habitantes, o que corresponde a uma queda relativa de 83,1%.

Quadro 1
Esperança de vida à nascença, natalidade, mortalidade e crescimento migratório em Portugal Continental

	2000 (Pop=9 748 596)		2004 (Pop=10 017 709)		2008 (Pop=10 131 095)		Variação 2000-08 (%)	
	N	Taxa	N	Taxa	N	Taxa	N	Taxa
Taxa bruta de natalidade [1]	113318	11,6	103309	10,3	99057	9,8	-12,6	-15,9
Taxa bruta de mortalidade [1]	100021	10,3	96946	9,7	99401	9,8	-0,6	-4,4
Taxa de crescimento migratório [1]	50000	5,1	45700	4,6	8800	0,9	-82,4	-83,1
EV à nascença [2] (anos)	76,63		77,62		78,90		3,0	
H	73,25		74,32		75,68		3,3	
M	79,84		80,73		81,94		2,6	

[1] Taxa por 1000 habitantes.
[2] EV (Esperança de vida) à nascença obtida para os triénios que terminam em 2001, 2004 e 2008, respectivamente.

Fonte: INE, Estatísticas demográficas, 2000 a 2008.

A esperança de vida à nascença (calculada para períodos de três anos consecutivos) evoluiu de 76,63 anos em 1999/2001 para 78,90 anos em 2006/2008, o que corresponde a um crescimento relativo de 3,0%. Para o sexo masculino, o aumento foi um pouco superior (3,3%, correspondendo a uma variação de 73,25 para 75,68 anos) ao registado para o feminino (2,6%, aumentando de 79,84 para 81,94 anos). A diferença entre géneros diminuiu de 6,59 anos no início do período para 6,26 anos em 2006/2008.

A diferença de esperança de vida entre as Regiões (NUTS II) de Portugal Continental atinge 1,39 anos.

A análise a nível geográfico mais detalhado (NUTS III) mostra genericamente que os habitantes do litoral Centro apresentam a esperança de vida à nascença mais elevada. As NUTS III onde a longevidade média é menor situam-se sobretudo no Sul de Portugal, mas também no interior Norte (Douro). A diferença na esperança de vida à nascença entre NUTS III atinge 2,89 anos (Figura 3).

FIGURA 3
**Esperança de vida à nascença em 2006-2008,
segundo o local de residência**

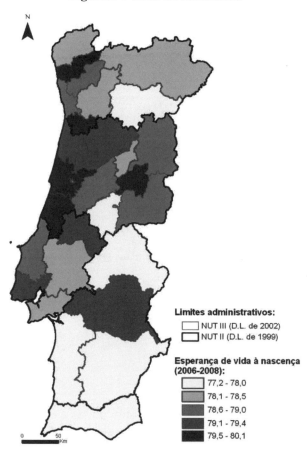

Fonte: Elaborado pelos autores com base nos dados do INE.

2. A morte em Portugal: de 2000 a 2008

Mortalidade em 2008:

Decréscimo para 12,3‰ nos homens e para 10,7‰ nas mulheres.

Diminuição em todas as idades; cerca de 50% para jovens dos 15 aos 24.

Índice Comparativo de Mortalidade:

• Risco relativo de morte significativamente inferior:

    Região Centro (2000) e Norte (2008);

    Cidadãos da Holanda, Moldávia, Ucrânia e China (2008).

• Risco relativo de morte significativamente superior:

    Região LVT (2000), Algarve (2004) e Alentejo (2008);

    Não activos, menos diferenciados e não qualificados.

Local do óbito (2008):

• 61,4% em hospital/clínica; 29,9% num domicílio e 8,7% *noutro local*.

Principais causas de morte:

• Tumores malignos (tendência crescente em 2000-8) e doenças do aparelho circulatório (tendência decrescente);

• Causas mal definidas aumentaram para 10,6% (entre 2004 e 2008).

Características da população

Sexo e grupo etário

A ocorrência de acontecimentos como óbitos e episódios de doença é determinada também pela variação natural inerente aos processos biológicos. De modo a considerar esta incerteza, foram calculados intervalos de confiança a 95% para as taxas de mortalidade. Os intervalos de confiança foram usados como teste de significância ao comparar duas taxas de mortalidade, pois a intersecção nula dos respectivos intervalos de confiança indica sempre uma diferença estatisticamente significativa. Esta situação verificou-se para todas as taxas de mortalidade discutidas abaixo (ver Anexo 3).

A variação relativa do número de óbitos entre a população com 15 e mais anos, residente em Portugal Continental, foi pouco expressiva: -0,2%, correspondendo a um decréscimo de 99025 óbitos em 2000 para 98840 óbitos em 2008. No mesmo período a taxa de mortalidade baixou de 12,1 para 11,5 óbitos por 1000 habitantes e foi ligeiramente superior para a população masculina. Para os homens, diminuiu de 13,2‰ em 2000 para 12,3‰ em 2008 (decréscimo relativo de 6,5%) e para as mulheres, de 11,1‰ para 10,7‰ (decréscimo relativo de 3,0%).

As taxas de mortalidade específicas aumentam de modo sistemático com a idade. Ao longo do período 2000-2008 verificou-se declínio em todas as idades, sendo o decréscimo relativo mais acentuado nos grupos etários mais baixos: cerca de 50% para os jovens dos 15 aos 24 anos e 33% para o grupo etário 25-44 anos.

FIGURA 4
Evolução da taxa de mortalidade por grupo etário[1]

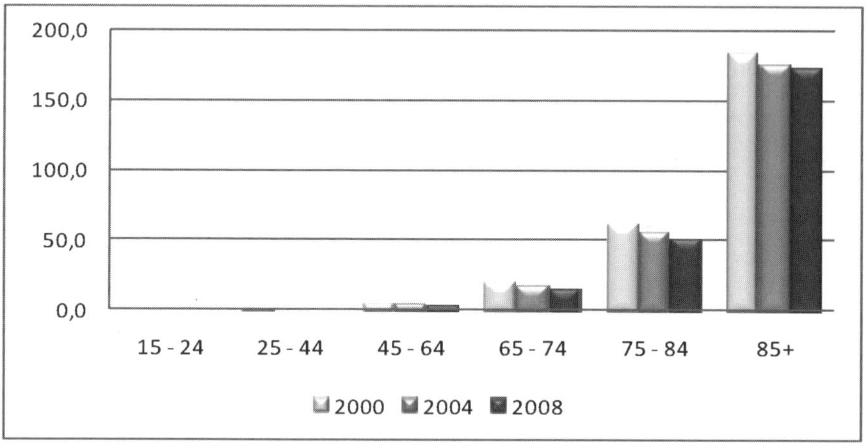

[1] Taxa de mortalidade por 1000 habitantes.

Fonte: INE, 2010.

Para a população mais jovem (15-24 anos) a taxa foi inferior a 1 óbito por 1000 habitantes em todo o período 2000-2008 e tanto o número de óbitos como a taxa de mortalidade foram, em 2008, cerca de metade dos valores observados em 2000. No ano 2008 registaram-se 476 óbitos de jovens entre os 15 e os 24 anos e a taxa de mortalidade foi de 0,4‰. No grupo etário 25-44 anos, entre 2000 e 2008, a taxa de mortalidade decaiu de 1,7‰ para 1,1‰. Para a população dos 45 aos 64 anos regis-tou-se um decréscimo relativo de 14,1%, diminuindo de 5,9‰ em 2000 para 5,1‰ em 2008. No grupo etário imediatamente acima (65-74 anos) o decréscimo relativo foi mais relevante: 22%, correspondendo a uma descida de 21,8‰ em 2000 para 17,0‰ em 2008.

QUADRO 2
Taxa de mortalidade (população 15 e mais anos) por sexo e grupo etário

2000	2000			2004			2008			Variação 2000-08 (%)		
	Pop (x10³)	Óbts	TM [1]	Pop (x10³)	Óbts	TM [1]	Pop (x10³)	Óbts	TM [1]	Pop	Óbts	TM
Total	8198	99025	12,1	8463	96249	11,4	8595	98840	11,5	4,8	-0,2	-4,8
Sexo												
H	3911	51619	13,2	4049	50109	12,4	4115	50798	12,3	5,2	-1,6	-6,5
M	4287	47406	11,1	4414	46140	10,5	4480	48042	10,7	4,5	1,3	-3,0
Grupo etário												
15-24	1403	1135	0,8	1267	704	0,6	1150	476	0,4	-18,0	-58,1	-48,8
25-44	2880	4820	1,7	3035	4217	1,4	3052	3420	1,1	6,0	-29,0	-33,0
45-64	2321	13718	5,9	2447	13068	5,3	2594	13164	5,1	11,8	-4,0	-14,1
65-74	938	20480	21,8	978	18551	19,0	970	16520	17,0	3,4	-19,3	-22,0
75-84	515	32675	63,5	588	33621	57,2	652	34366	52,7	26,7	5,2	-17,0
85+	141	26197	185,7	148	26088	176,6	177	30894	174,5	25,5	17,9	-6,0

[1] Taxa de mortalidade por 1000 habitantes.

Fonte: INE, 2010.

O número de óbitos entre a população com 75 e mais anos aumentou entre 2000 e 2008: de 32675 para 34366 (+5,2%) para o grupo etário 75-84 anos e de 26197 para 30894 (+17,9%) para idosos com 85 e mais anos. Apesar do aumento da mortalidade absoluta neste período, observou-se uma queda da taxa de mortalidade. Este facto deve-se a este grupo etário ser cada vez mais numeroso, como consequência da maior longevidade da população. Assim, entre 2000 e 2008, a taxa de mortalidade dos 75 aos 84 anos baixou de 63,5‰ para 52,7‰ (-17,0%) e aos 85 e mais anos, de 185,7‰ para 174,5‰ (-6,0%).

A mortalidade masculina é superior à feminina, em todos os anos e para todos os grupos etários analisados (ver Anexo 4). Para os mais jovens (15-24 anos) os decréscimos relativos entre 2000 e 2008 do número de óbitos e da taxa de mortalidade foram mais elevados para os rapazes (60,8% e 52,4%, respectivamente) do que para as raparigas (48,8% e 37,3%) devendo ser realçados os baixos níveis atingidos para o sexo feminino: de 0,4 óbitos a 0,2 óbitos por 1000 raparigas entre os 15 e os 24 anos.

No grupo etário 25-44 anos, a taxa de mortalidade para os homens decresceu de 2,5‰ para 1,6‰ (-36,1%). A mortalidade para a população feminina decresceu 25,5%, sendo inferior a 1 óbito por 1000 mulheres em todo o período. Para a população dos 45 aos 64 anos, no entanto, os decréscimos relativos foram mais relevantes para o sexo feminino (-10,9% para o número de óbitos e -19,6% para a taxa de mortalidade). O número de óbitos de homens dos 45-64 anos baixou de 9100 em 2008 para 8826 em 2004, mas voltou a subir para 9048 em 2008 (-0,6% de 2000 para 2008). A taxa de mortalidade apresentou um decréscimo de 11,8%, caindo de 8,2‰ para 7,3‰.

FIGURA 5
Evolução da taxa de mortalidade por sexo e grupo etário (65 e mais anos)[1]

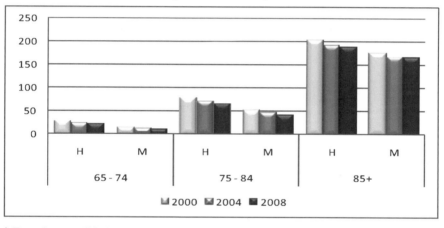

[1] Taxa de mortalidade por 1000 habitantes.
Fonte: INE, 2010.

A diferença entre mortalidade masculina e feminina no grupo 65-74 anos continua a ser elevada (cerca do dobro), quer para o número de óbitos quer para a taxa de mortalidade. Em 2008 registaram-se cerca de 24 óbitos por 1000 homens e 12 por 1000 mulheres. Para a população de 75 e mais anos a disparidade atenua-se.

Local de residência

A taxa de mortalidade é mais elevada em Regiões com uma população mais envelhecida, pelo que para comparar as cinco Regiões de

Saúde (com estruturas etárias muito diversas) ou a mesma Região ao longo de vários anos foram calculadas taxas de mortalidade padronizadas pela idade (TMP). Utilizou-se o método directo de padronização e a população de Portugal Continental como padrão.

FIGURA 6
Evolução da taxa de mortalidade padronizada pela idade por local de residência[1]

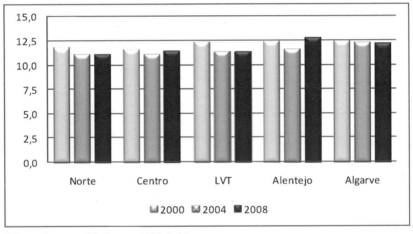

[1] Taxa de mortalidade por 1000 habitantes.
Fonte: INE, 2010.

Entre 2000 e 2008 observou-se aumento da população em todas as Regiões excepto no Alentejo, onde o número de residentes acima dos 15 anos diminuiu 2,0%. A Região do Algarve apresentou o maior incremento populacional: 12,1%, no mesmo período.

O número de óbitos em 2008 manteve-se próximo do observado em 2000 nas Regiões Norte, Centro e Alentejo, tendo diminuído em Lisboa e Vale do Tejo (LVT) (-1,6%), mas aumentado no Algarve (4,3%). No período 2000-2008 a TMP diminuiu de um modo mais acentuado nas Regiões Norte e LVT (5,8% e 7,7%, respectivamente). Apenas no Alentejo foi observado aumento da taxa (2,9%), reflexo da diminuição da população uma vez que o número de óbitos se manteve estável. De notar que nesta Região a evolução de 2000 para 2004 tinha sido favorável, com a TMP a baixar de 12,5 para 11,7 óbitos por 1000 habitantes. Em 2008 a TMP voltou a subir, atingindo 12,8‰.

Quadro 3
Taxa de mortalidade padronizada pela idade por local de residência

	2000			2004			2008			Variação 2000-08 (%)		
	Pop (x10³)	Óbts	TMP[1]	Pop (x10³)	Óbts	TMP[1]	Pop (x10³)	Óbts	TMP[1]	Pop	Óbts	TMP
Total	8199	99025	12,1	8463	96249	11,4	8595	98840	11,5	4,8	0,2	-4,8
Local de residência												
Norte	2991	31066	11,9	3096	30542	11,2	3157	31238	11,2	5,5	0,6	-5,8
Centro	1491	20318	11,6	1530	19894	11,2	1542	20319	11,5	3,4	0,0	-1,3
LVT	2940	35594	12,4	3036	34105	11,4	3090	35035	11,4	5,1	-1,6	-7,7
Alentejo	453	7509	12,5	453	7048	11,7	444	7515	12,8	-2,0	0,1	2,9
Algarve	324	4538	12,5	348	4660	12,3	363	4733	12,2	12,1	4,3	-1,8

[1] Taxa de mortalidade por 1000 habitantes.

Fonte: INE, 2010.

Para comparar as taxas padronizadas regionais com a nacional utilizou-se o Índice Comparativo de Mortalidade (ICM), medida de risco relativo de morte associada à aplicação do método directo. Para Portugal Continental o ICM toma o valor 100%. Foram efectuados testes estatísticos, assumindo como hipótese nula a igualdade entre a TMP da Região em causa e a TMP de Portugal Continental, ou seja H_0: $ICM_{Região}$ = 100%, e como hipótese alternativa H_a: $ICM_{Região}$ ≠ 100%.

As Regiões com risco relativo de morte significativamente abaixo do valor nacional foram o Centro em 2000 e o Norte em 2008. As Regiões LVT (ano 2000), Algarve (ano 2004) e Alentejo (ano 2008) apresentaram risco relativo de morte mais elevado.

Quadro 4
Índice Comparativo de Mortalidade por local de residência

	2000			2004			2008		
	TMP[1]	ICM	Valor p	TMP[1]	ICM	Valor p	TMP[1]	ICM	Valor p
Total	12,1	100,0	-----	11,4	100,0	-----	11,5	100,0	-----
Local de residência									
Norte	11,9	98,2	0,16	11,2	98,5	0,26	11,2	97,2	0,02
Centro	11,6	96,4	0,02	11,2	98,7	0,42	11,5	100,0	0,98
LVT	12,4	102,6	0,04	11,4	100,3	0,78	11,4	99,5	0,68
Alentejo	12,5	103,3	0,25	11,7	103,2	0,27	12,8	111,6	0,00
Algarve	12,5	103,3	0,37	12,3	108,0	0,03	12,2	106,5	0,08

[1] Taxa de mortalidade por 1000 habitantes.

Fonte: INE, 2010.

Estado civil

Nos anos em análise a percentagem de óbitos em casados (45%) e viúvos (39%) manteve-se estável. O número de óbitos de pessoas divorciadas ou separadas judicialmente aumentou 40,0% neste período (de 2866 para 4011 óbitos), passando a representar 4,1% dos óbitos em 2008. Tendência oposta observou-se para óbitos de pessoas solteiras, cuja percentagem baixou de 13,4% em 2000 para 11,9% em 2008.

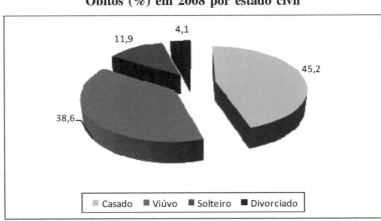

FIGURA 7
Óbitos (%) em 2008 por estado civil

Fonte: INE, 2010.

A tendência crescente de óbitos em divorciados acompanha o crescimento da população com este estado civil. A taxa bruta de divórcio em Portugal Continental passou de 1,9 para 2,4 divórcios por mil habitantes entre 2000 e 2008. Pelo contrário, a taxa bruta de nupcialidade tem vindo a diminuir. No período analisado o número de casamentos celebrados baixou de 6,2 para 4,0 por 1000 habitantes.

Considerando separadamente a população masculina e feminina (ver Anexo 5) verifica-se que a percentagem de óbitos de pessoas solteiras é semelhante (H: 11,7% e M: 12,1%), ao contrário do observado no caso de óbitos de casados e viúvos. Do total de homens falecidos em 2008, 62,3% eram casados. Para a população feminina a percentagem foi 27,1%. Os viúvos representaram 21,1% entre a população masculina e 57,0% entre a feminina.

QUADRO 5
Óbitos (%) por estado civil

	2000		2004		2008		Variação 2000-08 (%)	
	Óbts	%	Óbts	%	Óbts	%	Óbts	%
Total	99025	100,0	96249	100,0	98840	100,0	-0,2	0,0
Estado civil								
Solteiro	13300	13,4	11924	12,4	11741	11,9	-11,7	-11,6
Casado	44070	44,5	42813	44,5	44688	45,2	1,4	1,6
Divorciado	2866	2,9	3296	3,4	4011	4,1	40,0	40,2
Viúvo	38789	39,2	37832	39,3	38128	38,6	-1,7	-1,5
Ignorado	0	0,0	384	0,4	272	0,3	n. apl.	n. apl.

Fonte: INE, 2010.

FIGURA 8
Óbitos (%) em 2008 por sexo, estado civil e grupo etário

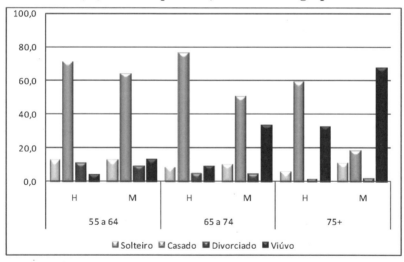

Fonte: INE, 2010.

A diferença no padrão da distribuição do estado civil dos falecidos em cada grupo etário, para a população masculina ou feminina, acentua-se a partir dos 55 anos e é especialmente notória na população com 75 e mais anos. Neste grupo etário 59,4% dos homens falecidos eram casados e, apenas, 18,6% das mulheres. Para os viúvos, as percentagens foram de 32,7% (homens) e 67,9% (mulheres).

A informação quanto à estratificação da população portuguesa por estado civil é obtida através dos recenseamentos gerais da população, com uma periodicidade decenal. Existindo informação censitária para 2001 e estimativas provisórias de população residente por estado civil para o ano 2003, utilizou-se essa informação para calcular taxas de mortalidade segundo o estado civil dos falecidos, para 2000 e 2004. Estas referem-se à população residente em Portugal, por não estarem disponíveis estimativas para Portugal Continental. Recorreu-se à padronização das taxas de mortalidade pela idade, para eliminar o efeito das diferentes estruturas etárias nos vários subgrupos da população (solteiros, casados, divorciados ou viúvos). Utilizou-se a população de Portugal como padrão e calculou-se o Índice Comparativo de Mortalidade, como anteriormente descrito.

QUADRO 6

Taxa de mortalidade padronizada pela idade por estado civil

	2000			2004			Variação 2000-04 (%)		
	Pop (x10³)	Óbts	TMP[1]	Pop (x10³)	Óbts	TMP[1]	Pop	Óbts	TMP
Total	8689	104262	12,0	8826	100828	11,6	1,6	-3,3	-3,6
Estado civil									
Solteiro	2204	14130	19,8	2208	12687	19,2	0,2	-10,2	-3,0
Casado	5587	46435	9,0	5644	45033	8,7	1,0	-3,0	-3,7
Divorciado	222	2985	16,4	292	3419	16,2	31,7	14,5	-1,7
Viúvo	677	40712	18,2	682	39689	16,3	0,8	-2,5	-10,6

[1] Taxa de mortalidade por 1000 habitantes de 15 e mais anos residentes em Portugal. Para o cálculo da taxa para o ano 2000 utilizou-se informação recolhida nos Censos 2001; para o ano 2004 utilizaram-se estimativas provisórias da população residente por estado civil em 2003.

Fonte: INE, 2010.

O risco relativo de morte foi significativamente inferior para a população casada (cerca de 25% abaixo do risco de morte para a população total, em 2000 e 2004). Para solteiros, divorciados ou viúvos, o Índice Comparativo de Mortalidade em 2004 foi 165,9%, 139,7% e 140,8%, respectivamente. Todos estes valores estão significativamente acima do risco de morte para a população total.

QUADRO 7
Índice Comparativo de Mortalidade por estado civil

	2000			2004		
	TMP[1]	ICM	Valor p	TMP[1]	ICM	Valor p
Total	12,0	100,0	-----	11,6	100,0	-----
Estado civil						
Solteiro	19,8	164,8	<0,0001	19,2	165,9	<0,0001
Casado	9,0	75,4	<0,0001	8,7	75,3	<0,0001
Divorciado	16,4	137,0	<0,0001	16,2	139,7	<0,0001
Viúvo	18,2	151,7	0,0022	16,3	140,8	0,0193

[1] Taxa de mortalidade por 1000 habitantes de 15 e mais anos residentes em Portugal. Para o ano 2000, utilizou-se informação recolhida nos Censos 2001; para 2004, estimativas provisórias da população residente por estado civil (2003).

Fonte: INE, 2010.

Profissão e condição perante o trabalho

No ano 2000, 61,2% da população com 15 e mais anos residente em Portugal Continental encontrava-se activa no mercado de trabalho; a população não activa (domésticos, estudantes ou aposentados) atingia 38,7% e 0,1% encontravam-se a cumprir o serviço militar obrigatório (conforme Anexo 6). Em 2008 a percentagem de activos tinha aumentado para 62,6% (crescimento relativo: 2,3%). Paralelamente, diminuiu a percentagem da população em situação de inactividade, que passou a 37,4%. Refira-se ainda que no período 2000-2008 a percentagem de desempregados passou de 4,0% a 7,7% da população activa.

Analisando a condição perante o trabalho dos que faleceram entre 2000 e 2008 verificou-se que, no período em causa, cerca de 90% eram não activos e 82,3% (em 2008) tinham 65 e mais anos (conforme Anexo 7).

FIGURA 9
Óbitos (%) em 2008 por condição perante o trabalho

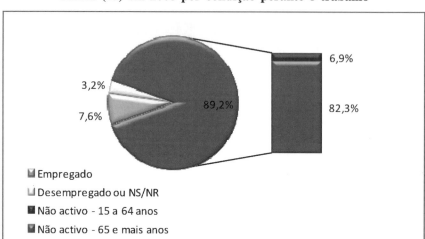

Fonte: INE, 2010.

A taxa de mortalidade é significativamente mais elevada entre a população não activa do que na população activa. Em 2008 os valores eram 27,4‰ vs. 1,5‰, com p<0,05 (Anexo 8). A taxa de mortalidade entre a população não activa baixou de 28,2‰ em 2000 para 27,4‰ em 2008 (-3,0%), devido não só à ligeira redução do número de óbitos como ao acréscimo do número de não activos. Para a população activa, também apresentou tendência decrescente, passando de 1,9‰ para 1,5‰, entre 2000 e 2008 (-23,6%). Considerando na população activa o subgrupo dos que têm emprego, verificou-se desagravamento da mortalidade de 2000 para 2008: de 1,9 para 1,5 óbitos por 1000 empregados (decréscimo relativo: 21,9%).

Para a população empregada foram calculadas taxas de mortalidade e respectivos intervalos de confiança a 95% (Anexo 11), de acordo com a profissão e situação na profissão. As diferenças entre as taxas de mortalidade obtidas são significativas para um nível de significância $\alpha=0,05$.

Tendo em conta a situação na profissão, verifica-se que a taxa de mortalidade é particularmente baixa entre os que exercem a sua actividade por conta própria como empregadores: 0,4‰ em 2000 e 0,2‰ em 2008. Em 2008 os óbitos de empregadores representaram apenas 0,6% dos 7520 óbitos registados entre a população empregada (conforme Anexo 11).

Quadro 8
Taxa de mortalidade por condição perante o trabalho

	2000			2004			2008			Variação 2000-08 (%)		
	Pop (x10³)	Óbts	TM[1]	Pop (x10³)	Óbts	TM[1]	Pop (x10³)	Óbts	TM[1]	Pop	Óbts	TM
Total	8198	99025	12,1	8463	96249	11,4	8595	98840	11,5	4,8	-0,2	-4,8
Condição perante o trabalho												
Activo	5017	9538	1,9	5262	8395	1,6	5381	7821	1,5	7,3	-18,0	-23,6
Empregado	4817	9339	1,9	4904	8229	1,7	4968	7521	1,5	3,1	-19,5	-21,9
Desempregado	200	199	1,0	358	166	0,5	413	300	0,7	106,7	50,8	-27,0
Proc. 1º empr.	26	61	2,3	48	49	1,0	56	17	0,3	115,4	-72,1	-87,1
Proc. novo empr.	174	138	0,8	310	117	0,4	357	283	0,8	105,2	105,1	0,0
Não activo	3169	89487	28,2	3204	87854	27,4	3216	88147	27,4	1,5	-1,5	-3,0

[1] Taxa de mortalidade por 1000 habitantes.

Nota: A soma das modalidades apresentadas para a variável 'Condição perante o trabalho' é inferior ao total da população devido à existência de indivíduos a cumprir serviço militar obrigatório (12 mil em 2000 e 5 mil em 2004). A soma dos óbitos das modalidades apresentadas para a variável 'Condição perante o trabalho' é inferior ao total de óbitos devido à existência de casos em que a condição perante o trabalho é desconhecida.

Fonte: INE, 2010.

Para os trabalhadores por conta própria que trabalham isoladamente apurou-se uma taxa de mortalidade de 1,9‰ em 2000, que baixou para 1,3‰ em 2008. Valores um pouco mais elevados foram obtidos para os trabalhadores por conta de outrem, mantendo-se a tendência de redução ao longo do período (2,2‰ em 2000 e 1,5‰ em 2008). Os óbitos de trabalhadores por conta de outrem representaram, em 2008, 74,1% do total de óbitos da população empregada.

Considerando a profissão exercida, mais de metade dos óbitos (50,4% em 2000 e 58,1% em 2008) ocorreram nos grupos profissionais menos diferenciados: operários e similares e trabalhadores não qualificados. No entanto, no período 2000-08 a mortalidade decresceu para operários e similares mas aumentou para os trabalhadores não qualificados. Além deste grupo, apenas os membros das Forças Armadas registaram agravamento da taxa de mortalidade.

Quadro 9
Taxa de mortalidade por situação na profissão e profissão
– população média empregada

	2000			2004			2008			Variação 2000-08 (%)		
	Pop (x10³)	Óbts	TM[1]	Pop (x10³)	Óbts	TM[1]	Pop (x10³)	Óbts	TM[1]	Pop	Óbts	TM
Total	4817	9339	1,9	4904	8229	1,7	4968	7521	1,5	3,1	-19,5	-21,9
Situação na profissão												
Empregador	294	111	0,4	321	76	0,2	279	48	0,2	-5,1	-56,8	-54,4
Trab. conta outrem	3494	7565	2,2	3606	6445	1,8	3763	5576	1,5	7,7	-26,3	-31,6
Trab. conta própria	841	1614	1,9	879	1600	1,8	878	1179	1,3	4,4	-27,0	-30,1
Profissão (Grandes grupos CNP94)[2]												
Forças Arm. (0)	32	61	1,9	35	60	1,7	30	82	2,7	-4,4	34,4	40,7
Q. Superior. e Especialid. (1, 2)	661	1457	2,2	871	1220	1,4	763	600	0,8	15,4	-58,8	-64,3
Q. Intermédio (3)	366	519	1,4	405	313	0,8	462	479	1,0	26,2	-7,7	-26,9
Serviços (4, 5)	1102	1611	1,5	1135	1303	1,1	1208	1054	0,9	9,7	-34,6	-40,3
Trab. qual. Agric. e Pescas (6)	528	831	1,6	538	705	1,3	539	266	0,5	2,1	-68,0	-68,6
Operários. e similares (7, 8)	1473	3987	2,7	1333	3377	2,5	1342	2471	1,8	-8,9	-38,0	-32,0
Trab. não qual (9)	657	718	1,1	588	1185	2,0	624	1901	3,0	-4,9	164,8	178,5

[1] Taxa de mortalidade por 1000 habitantes.

[2] Grandes grupos da Classificação Nacional de Profissões de 1994: Anexo 10.

Nota: A soma das modalidades apresentadas, para cada uma das variáveis 'Situação na profissão' e 'Profissão', é inferior ao total de óbitos devido à existência de casos em que a situação na profissão e a profissão são desconhecidas.

Fonte: INE, 2010.

FIGURA 10
Óbitos (%) em 2008 por profissão

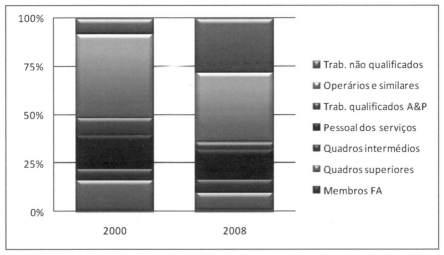

Fonte: INE, 2010.

FIGURA 11
Evolução da taxa de mortalidade por profissão
– população média empregada[1]

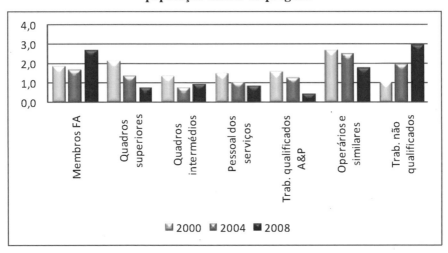

[1] Taxa de mortalidade por 1000 habitantes.
Fonte: INE, 2010.

Apesar do decréscimo do número de membros das Forças Armadas (-4,4%, de 2000 para 2008) o número de óbitos subiu de cerca de 60 em 2000 e 2004 para 82 em 2008, o que resultou num crescimento relativo da taxa de mortalidade de 40,7% neste grupo profissional (de 1,9‰ para 2,7‰). De acordo com os resultados apresentados no Anexo 11, existe sobreposição dos intervalos de confiança a 95% para as taxas de mortalidade calculadas para 2000 e 2008, pelo que a diferença poderá ser ou não significativa. Efectuou-se um teste de significância para a diferença entre as taxas, admitindo que a variância se manteve constante neste período. A hipótese nula (a diferença entre as taxas é nula) foi rejeitada para um nível de significância $\alpha=0,05$.

O acréscimo da mortalidade foi ainda mais notório entre os trabalhadores não qualificados, para os quais foram contabilizados 718 óbitos em 2000 e 1901 em 2008. Este aumento, concomitante com uma ligeira redução do número de trabalhadores neste grupo profissional, determinou um aumento de 1,1‰ para 3,0‰ entre 2000 e 2008. Todos os restantes grupos profissionais apresentaram tendência oposta para a taxa de mortalidade, que decresceu ao longo do período em análise.

Nacionalidade

Para estudar a mortalidade de cidadãos estrangeiros residentes em Portugal e que faleceram em território nacional calcularam-se as taxas de mortalidade padronizadas pela idade, para um conjunto de países mais representativos. Como população padrão foi escolhida a população de nacionalidade portuguesa residente em Portugal. Obteve-se o Índice Comparativo de Mortalidade e executaram-se os testes estatísticos descritos anteriormente. A análise incidiu apenas nos anos 2004 e 2008, por não ter sido possível aceder a dados da população estrangeira residente em Portugal no ano 2000 desagregados por grupo etário.

Em 2004 e em 2008 observa-se grande variabilidade nas TMP, com a nacionalidade. No entanto, como o número de cidadãos estrangeiros que morrem em Portugal é relativamente reduzido, apenas em alguns casos existe evidência estatística para a rejeição da hipótese nula (ICM desse país diferente de 100%). Em 2004 verificou-se que o risco relativo de morte para os cidadãos dos outros países da União Europeia e dos continentes americano e asiático (Quadro 10), assim como para cidadãos de Espanha, Reino Unido e Estados Unidos da América (Quadros 11 e 13), foi significativamente inferior ao dos portugueses. Em 2008, para os cidadãos dos Países Baixos, Moldávia, Ucrânia e China.

Quadro 10
Mortalidade por nacionalidade (Continentes)

	2004					2008				
	Pop.	Óbitos	TMP[1]	ICM	Valor p	Pop.	Óbitos	TMP[1]	ICM	Valor p
Total residentes	8853756	101251	12,6	100,1	0,87	8996492	103685	11,9	100,2	0,77
Nacionalidade										
Europa	8704698	100563	12,6	100,0	0,97	8757478	102860	11,9	100,0	1,00
Portugal	8633022	100072	12,6	100,0	-----	8610260	102256	11,9	100,0	-----
Outros UE	66079	362	9,1	72,6	0,00	75659	497	13,3	112,2	0,37
Outros n/ UE	5597	129	33,6	267,0	0,34	71559	107	8,3	69,8	0,40
África	99953	499	14,0	111,1	0,50	110378	607	16,6	139,5	0,05
América	37865	142	8,9	70,4	0,03	104029	177	13,9	116,7	0,64
Ásia	10515	26	6,3	49,8	0,01	24287	36	7,9	66,3	0,31
Oceânia	468	2	34,8	276,4	0,87	241	1	4,6	39,0	0,29
Desconhecido	257	19	584,9	4647,6	0,89	79	4	44,7	376,7	0,76

[1] Taxa de mortalidade por 1000 habitantes.

Fonte: INE e Serviço de Estrangeiros e Fronteiras, 2010.

Quadro 11
Mortalidade por nacionalidade (Europa)

	2004					2008				
	Pop.	Óbitos	TMP[1]	ICM	Valor p	Pop.	Óbitos	TMP[1]	ICM	Valor p
Europa	8704698	100563	12,6	100,0	0,97	8757478	102860	11,9	100,0	1,00
Nacionalidade										
Portugal	8633022	100072	12,6	100,0	-----	8610260	102256	11,9	100,0	-----
Outros da UE	66079	362	9,1	72,6	0,00	75659	497	13,3	112,2	0,37
Alemanha	11244	52	8,8	70,3	0,20	7580	92	19,2	161,4	0,30
Bélgica	2151	8	7,0	56,0	0,23	1437	14	10,7	90,4	0,86
Espanha	14126	82	7,7	61,0	0,00	6870	79	13,8	116,3	0,62
França	7388	32	25,9	205,7	0,45	4171	39	19,3	162,4	0,45
Itália	4148	19	9,9	78,4	0,58	3709	22	16,6	140,0	0,64
Países Baixos	4618	23	8,1	64,8	0,23	3961	24	6,3	53,0	0,02
Reino Unido	15744	101	8,1	64,0	0,00	14346	174	12,4	104,0	0,84
Roménia	1021	18	124,3	987,9	0,83	22992	24	14,9	125,6	0,91
Outros não UE	5597	129	33,6	267,0	0,34	71559	107	8,3	69,8	0,40
Moldávia	813	10	14,2	113,1	0,90	17527	12	0,5	4,2	0,00
Rússia	1009	12	32,2	256,0	0,80	5448	6	14,0	117,8	0,93
Suíça	845	6	18,8	149,5	0,79	959	7	7,3	61,1	0,38
Ucrânia	1199	92	117,3	932,1	0,81	45615	72	2,3	19,3	0,00

[1] Taxa de mortalidade por 1000 habitantes.

Nota: Não foram incluídos no quadro os países para os quais se registaram menos de 7 cidadãos falecidos. Os países e número de óbitos em cada ano (2000/2004/2008) são: Áustria (2/1/2), Bulgária (0/6/3), Dinamarca (3/6/3), Finlândia (2/3/3), Grécia (1/0/1), Hungria (1/1/0), Irlanda (1/3/5), Letónia (0/1/0), Lituânia (0/2/1), Luxemburgo (1/0/1), Polónia (0/0/1), Rep. Checa (1/0/0), Suécia (5/3/6), Albânia (1/0/2), Antiga Rep. Jugoslava da Macedónia (0/0/1), Bielorrússia (0/1/0), Croácia (0/1/1), Geórgia (0/2/5), Mónaco (1/0/0), Noruega (3/4/1) e Turquia (1/0/0).

Fonte: INE e Serviço de Estrangeiros e Fronteiras, 2010.

Quadro 12
Mortalidade por nacionalidade (África)

	2004					2008				
	Pop.	Óbitos	TMP [1]	ICM	Valor p	Pop.	Óbitos	TMP [1]	ICM	Valor p
África	99 953	499	14,0	111,1	0,50	110 378	607	16,6	139,5	0,05
Nacionalidade										
Angola	21 067	107	22,0	175,1	0,26	24 084	137	25,2	212,4	0,17
Cabo Verde	45 995	234	10,6	84,5	0,32	44 386	278	14,1	118,9	0,37
Guiné-Bissau	16 388	77	13,6	108,4	0,89	21 141	69	14,6	123,2	0,78
Moçambique	4 614	31	19,7	156,9	0,55	3 104	39	31,2	262,4	0,38
S. Tomé e Príncipe	5 917	33	20,5	162,9	0,56	9 559	45	15,5	130,3	0,66

[1] Taxa de mortalidade por 1000 habitantes.

Nota: Países com <7 óbitos (2000/2004/2008): África do Sul (1/2/2), Argélia (1/0/1), Rep. Centro-Africana (1/0/0), Rep. Democrática do Congo (5/4/0), Gâmbia (0/1/0), Gana (0/0/1), Gibraltar (1/0/0), Guiné Equatorial (1/1/0), Lesoto (0/0/1), Madagáscar (0/0/1), Marrocos (1/4/2), Nigéria (0/1/1), Quénia (1/0/0), Senegal (1/1/1), Togo (0/0/1), Tunísia (0/0/1) e Zimbabwe (1/1/2).

Fonte: INE e Serviço de Estrangeiros e Fronteiras, 2010.

Quadro 13
Mortalidade por nacionalidade (América)

	2004					2008				
	Pop.	Óbitos	TMP [1]	ICM	Valor p	Pop.	Óbitos	TMP [1]	ICM	Valor p
América	37 865	142	8,9	70,4	0,03	104 029	177	13,9	116,7	0,64
Nacionalidade										
Brasil	25 131	106	12,5	99,5	0,99	95 870	142	18,4	155,3	0,48
EUA	6 163	21	4,2	33,1	0,00	2 053	15	8,2	69,3	0,37

[1] Taxa de mortalidade por 1000 habitantes.

Nota: Países com <7 óbitos (2000/2004/2008): Canadá (0/5/2), México (0/0/1), Cuba (0/0/1), Panamá (1/0/0), Argentina (2/1/3), Bolívia (0/0/1), Chile (0/0/1), Colômbia (0/1/1), Equador (0/1/1), Peru (1/0/0), Uruguai (0/1/0) e Venezuela (1/2/6).

Fonte: INE e Serviço de Estrangeiros e Fronteiras, 2010.

QUADRO 14
Mortalidade por nacionalidade (Ásia)

	2004					2008			
	Pop.	Óbitos	TMP[1]	ICM	Valor p	Pop.	Óbitos	TMP[1]	ICM	Valor p
Ásia	10 515	26	6,3	49,8	0,01	24 287	36	7,9	66,3	0,31
Nacionalidade										
China	4 202	7	6,6	52,4	0,39	10 612	4	0,8	7,0	0,00
Índia	1 565	6	8,7	69,4	0,58	5 030	16	19,7	165,6	0,72

[1] Taxa de mortalidade por 1000 habitantes.

Nota: Países com <7 óbitos (2000/2004/2008): Bangladesh (2/1/3), Cazaquistão (0/3/2), Rep. da Coreia (1/1/0), Filipinas (1/0/1), Indonésia (2/1/0), Rep. Islâmica do Irão (0/1/1), Japão (0/3/0), Paquistão (3/1/5), Singapura (0/1/0), Timor-Leste (0/0/3), Turquemenistão (1/0/0) e Uzbequistão (0/1/1).

Fonte: INE e Serviço de Estrangeiros e Fronteiras, 2010.

FIGURA 12
População estrangeira a residir em Portugal em 2008 por nacionalidade

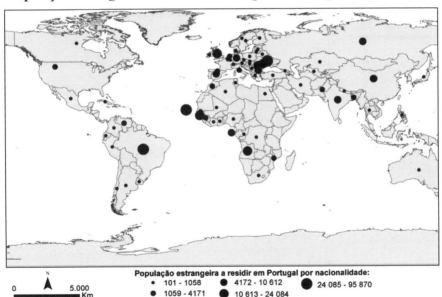

Fonte: Elaborado pelos autores com base nos dados do INE e Serviço de Estrangeiros e Fronteiras.

FIGURA 13
Óbitos em população estrangeira a residir em Portugal em 2008 por nacionalidade

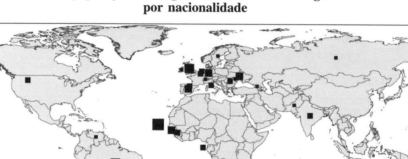

Fonte: Elaborado pelos autores com base nos dados do INE e Serviço de Estrangeiros e Fronteiras.

Local do óbito

Mais de metade dos óbitos ocorrem em hospital/clínica e a percentagem tem vindo a aumentar: de 54,2% em 2000 a 61,4% em 2008 (aumento relativo: 13,3%). A percentagem de óbitos ocorridos no domicílio, onde se incluem todos os ocorridos em alojamentos privados (mesmo que não aquele do falecido), colectivos e afins, como lares de 3ª idade, baixou de 35,8% em 2000 para 29,9% em 2008 (-16,5%).

QUADRO 15
Óbitos (%) por local do óbito

	2000		2004		2008		Variação 2000-08 (%)	
	Óbts	%	Óbts	%	Óbts	%	Óbts	%
Total	99025	100,0	96249	100,0	98840	100,0	-0,2	0,0
Local do óbito								
Hospital/clínica	53636	54,2	55957	58,1	60692	61,4	13,2	13,3
Num domicílio	35496	35,8	31897	33,1	29518	29,9	-16,8	-16,5
Noutro local	9893	10,0	8395	8,7	8630	8,7	-12,8	-13,0

Fonte: INE, 2010.

FIGURA 14
Óbitos (%), segundo o local do óbito

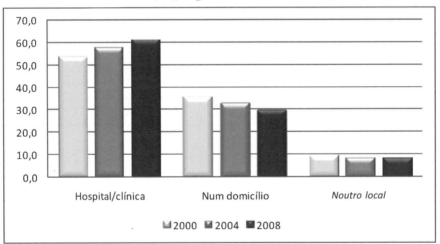

Fonte: INE, 2010.

No ano 2000, 10% dos óbitos foram registados *noutro local*, o que inclui maioritariamente a morte na via e/ou local público, tendo baixado para 8,7% em 2004 e mantendo-se no mesmo valor em 2008.

Causa de morte

O registo de um óbito na Conservatória do Registo Civil exige que, entre a informação recolhida, conste a base de indicação da causa de morte. Relativamente aos óbitos registados em 2008 verificou-se que, em 90,4% das ocorrências, a causa de morte foi indicada apenas com base em elementos de ordem clínica (Anexo 12).

FIGURA 15

Óbitos (%) em 2008, por base de indicação da causa de morte

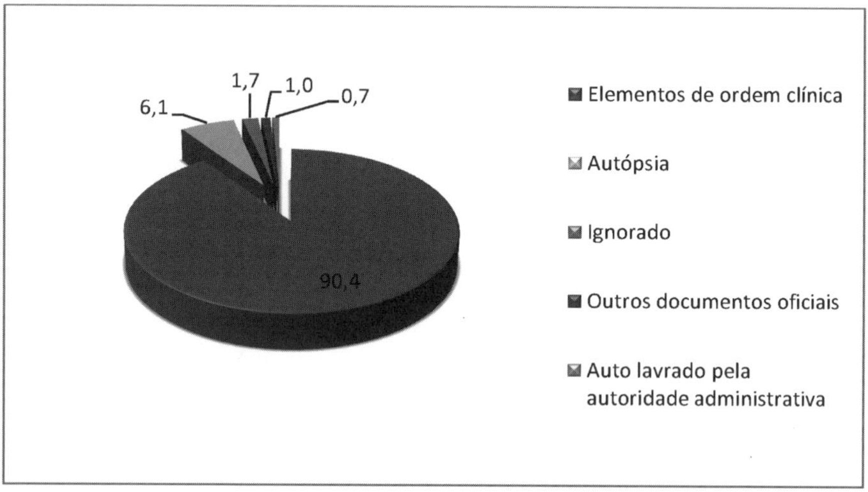

Fonte: INE, 2010.

No mesmo ano para 6,1% dos óbitos a causa de morte foi indicada com base em autópsia e para 1,7% ignorava-se qual a base de indicação. Nos restantes casos foram citados autos lavrados pela autoridade administrativa ou outros documentos oficiais.

No ano 2000 para 5,9% do total de óbitos ocorridos a causa de morte foi indicada com base em autópsia, correspondendo a 5803 casos. Destes, 43,6% tiveram lugar em hospital/clínica, 17,5% num domicílio e 39,0% *noutro local* (Anexo 13). No ano 2008 a percentagem de óbitos cuja causa de morte foi indicada com base em autópsia foi semelhante (6,1%; 6075 óbitos). No entanto, as autópsias de óbitos que ocorreram num domicílio quase duplicaram relativamente ao observado em 2000, atingindo 30,0%. Em contrapartida, diminuiu a percentagem de óbitos em internamento hospitalar (36,7%) e *noutro local* (33,4%) em que a causa de morte foi indicada com base em autópsia.

Figura 16
Autópsias (%), por local do óbito

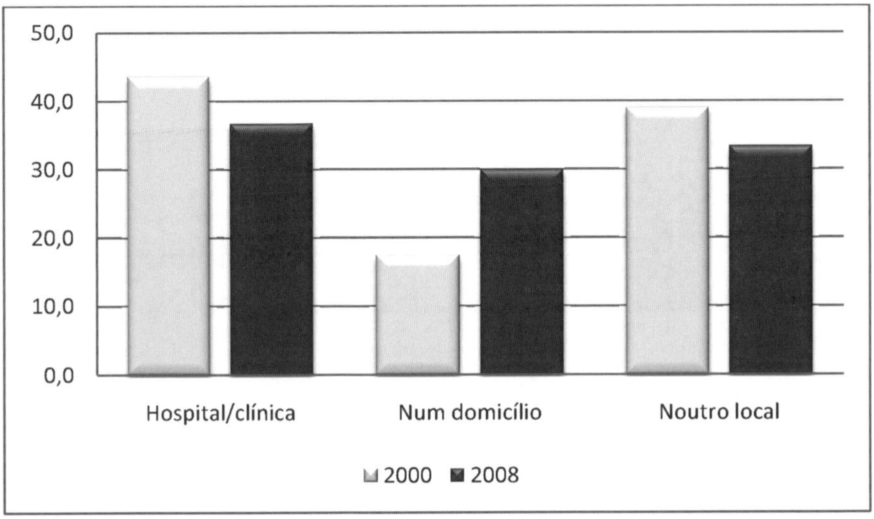

Fonte: INE, 2010.

Os tumores malignos e as doenças do aparelho circulatório são as causas de morte preponderantes na população portuguesa com 15 e mais anos.

Os tumores malignos como causa de morte mostraram tendência crescente no período 2000-08: 20,6% do total de óbitos em 2000 e 23,2% em 2008, superior ao aumento da população no período em análise e, consequentemente, a taxa de mortalidade por esta causa em 2008 foi superior à observada em 2000 (respectivamente 266,6 e 248,7 óbitos por 100 000 habitantes com 15 e mais anos).

Considerando apenas os tumores rastreáveis verifica-se uma evolução mais desfavorável para os tumores malignos do cólon, recto e ânus, responsáveis por 2,8% do total de óbitos em 2000, 3,3% em 2004 e 3,6% em 2008. A respectiva taxa de mortalidade aumentou 20,9% neste período, atingindo 41,2 por 100 000 habitantes em 2008. O crescimento relativo da taxa de mortalidade por tumores malignos do colo do útero foi menos expressivo (5,7%). Em 2008 registaram-se 5,2 óbitos por 100 000 mulheres. No mesmo ano a taxa de mortalidade por tumor maligno da mama feminina foi muito superior (33,6 por 100 000).

Figura 17
Mortalidade proporcional para as principais causas de morte

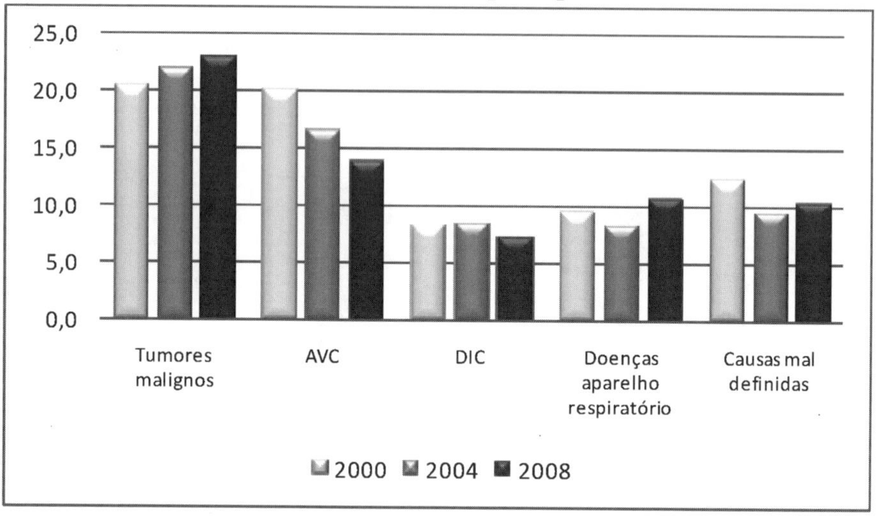

Fonte: INE, 2010.

Relativamente às doenças do aparelho circulatório, a doença isquémica cardíaca (DIC) e o acidente vascular cerebral (AVC) foram responsáveis por 28,8% de todos os óbitos ocorridos em 2000.

Ao contrário do verificado para os tumores malignos a importância relativa dos óbitos por DIC e AVC tem vindo a diminuir, pelo que em 2008 a mortalidade proporcional por estas duas causas tinha baixado para 21,6%. Nesse ano a taxa de mortalidade foi de 162,8 por 100 000 habitantes para AVC e de 84,9 para DIC. No entanto, entre 2000 e 2008 o decréscimo relativo da taxa de mortalidade foi mais relevante para AVC (-33,9%) do que para DIC (-16,2%).

O número de óbitos por diabetes aumentou de 2928 em 2000 para 4139 em 2004, voltando a descer ligeiramente em 2008 (3990). Entre 2000 e 2008 a taxa de mortalidade por Diabetes aumentou 30%, de 35,7 para 46,4 óbitos por 100 000 habitantes.

Quadro 16
Taxa de mortalidade por causa de morte (15 e mais anos)

	2000 (Pop=8 198 476)			2004 (Pop=8 462 951)			2008 (Pop=8 595 229)			Variação 2000-08 (%)		
	Óbts	%	TM[1]	Óbts	%	TM[1]	Óbts	%	TM[1]	Óbts	%	TM
Total	99025	100,0	1207,8	96249	100,0	1137,3	98840	100,0	1149,9	-0,2	0,0	-4,8
Causa de morte[2]												
D. infecciosas	2133	2,2	26,0	1938	2,0	22,9	2513	2,5	29,2	17,8	13,6	12,4
T. malignos	20391	20,6	248,7	21309	22,1	251,8	22914	23,2	266,6	12,4	12,6	7,2
Cólon, recto, ânus	2794	2,8	34,1	3140	3,3	37,1	3542	3,6	41,2	26,8	28,6	20,9
Mama feminina	1447	1,5	33,8	1349	1,4	30,6	1504	1,5	33,6	3,9	0,0	-0,5
Colo útero	211	0,2	4,9	193	0,2	4,4	233	0,2	5,2	10,4	0,0	5,7
Diabetes	2928	3,0	35,7	4139	4,3	48,9	3990	4,0	46,4	36,3	33,3	30,0
Abuso de álcool	55	0,1	0,7	102	0,1	1,2	134	0,1	1,6	143,6	0,0	132,4
DIC	8314	8,4	101,4	8296	8,6	98,0	7300	7,4	84,9	-12,2	-11,9	-16,2
AVC	20186	20,4	246,2	16126	16,8	190,5	13994	14,2	162,8	-30,7	-30,4	-33,9
D. ap. respiratório.	9546	9,6	116,4	8039	8,4	95,0	10857	11,0	126,3	13,7	14,6	8,5
D. ap. digestivo	3836	3,9	46,8	4346	4,5	51,4	4297	4,3	50,0	12,0	10,3	6,8
D. pele e tecido subcutâneo	199	0,2	2,4	334	0,3	3,9	24	0,0	0,3	-87,9	-100,0	-88,5
D. sist. osteom. /tec. conjunivo	202	0,2	2,5	242	0,3	2,9	252	0,3	2,9	24,8	50,0	19,0
D. ap. geniturinário.	1507	1,5	18,4	2331	2,4	27,5	2753	2,8	32,0	82,7	86,7	74,2
Causas mal definidas	12435	12,6	151,7	9372	9,7	110,7	10523	10,6	122,4	-15,4	-15,9	-19,3
Causas externas	4281	4,3	52,2	4919	5,1	58,1	4197	4,2	48,8	-2,0	-2,3	-6,5

[1] Taxa de mortalidade por 100 000 habitantes com 15 e mais anos, excepto para TM da mama feminina e TM do colo do útero em que a taxa de mortalidade é por 100 000 mulheres com 15 e mais anos.
[2] Códigos da CID 9 e da CID 10 associados a cada uma das causas de morte: Anexo 1.

Fonte: INE, 2010.

A mortalidade por causas externas para a população de 15 e mais anos diminuiu, quer em número absoluto de óbitos (-2,0%), quer em taxa de mortalidade (-6,5%). A taxa de mortalidade, que tinha aumentado em 2000-04 de 52,2 para 58,1 óbitos por 100 000 habitantes, voltou a apresentar um valor mais baixo em 2008 (48,8%ooo).

As doenças infecciosas e parasitárias causaram 2,2% do total de óbitos em 2000 e 2,5% em 2008, tendo a respectiva taxa de mortalidade aumentado de 26,0 para 29,2 óbitos por 100 000 habitantes. A percentagem de óbitos devidos a doenças do aparelho respiratório também apresentou tendência positiva: 9,6% em 2000 e 11,0% em 2008. A taxa de mortalidade passou de 116,4 para 126,3 óbitos por 100 000 habitantes. Para estes conjuntos de doenças verificaram-se valores mais favoráveis em 2004.

Qualidade dos dados

A informação sobre óbitos enviada ao INE, baseada na transcrição do certificado de óbito pelas Conservatórias do Registo Civil, é sujeita a um conjunto de validações e devolvida sempre que se detectam erros. O INE efectua ainda, se necessário, contactos a fim de esclarecer dúvidas ou solicitar informação em falta e quando o processo de controlo de qualidade dos dados está concluído são elaborados os quadros para difusão periódica ou os apuramentos específicos solicitados.

QUADRO 17
Óbitos (nº e %) com informação desconhecida por variável

	2000		2004		2008	
	N	%	N	%	N	%
Total	99025	---	96249	---	98840	---
Variável						
Sexo	0	0,0	0	0,0	0	0,0
Grupo etário	0	0,0	0	0,0	0	0,0
Local de residência (NUTS II)	0	0,0	0	0,0	0	0,0
Estado civil	0	0,0	384	0,4	272	0,3
Condição perante o trabalho	0	0,0	0	0,0	2872	2,9
Situação na profissão	0	0,0	0	0,0	438	5,8
Profissão	0	0,0	0	0,0	668	8,9
Nacionalidade	63	0,1	16	0,0	2	0,0
Causa de morte	12435	12,6	9372	9,7	10523	10,6
Local do óbito	0	0,0	0	0,0	0	0,0

Notas: Para as variáveis 'Condição perante o trabalho', 'Situação na profissão' e 'Profissão' a modalidade de resposta 'Não sabe/não responde' apenas está incluída nos apuramentos de 2008; para as variáveis 'Situação na profissão' e 'Profissão' os casos com informação desconhecida referem-se apenas à população empregada; para a variável 'Causa de morte' considerou-se informação desconhecida quando o óbito foi classificado como devido a 'Sintomas, sinais, exames anormais, causas mal definidas'.

Fonte: INE, 2010.

Em consequência do procedimento descrito, genericamente é residual a percentagem de informação em falta em relação aos óbitos e à caracterização socioeconómica do falecido, para os anos 2000, 2004 e 2008. No entanto, é de referir que, para as variáveis associadas ao estatuto profissional, a modalidade de resposta 'Não sabe/não responde' apenas está contida nos apuramentos para 2008. Assim, entre 2004 e

2008, a percentagem de casos sem informação para as variáveis 'Condição perante o trabalho', 'Situação na profissão' e 'Profissão' passa de 0% para 2,9%, 5,8% e 8,9%, respectivamente. Os apuramentos para 2000 e 2004 baseiam-se em informação recolhida em suporte papel, através do verbete de óbito em vigor, no qual não se inclui a opção de desconhecimento da situação do falecido para as variáveis em questão.

Relativamente à variável 'Causa de morte' considerou-se que a utilização de um código de causa de morte não específico (Sintomas, sinais, exames anormais e causas mal definidas) é um indicador da qualidade da informação relativa a mortalidade por causas. A percentagem de óbitos aos quais foi atribuído este código decresceu de 12,6% para 9,7% do total de óbitos, entre 2000 e 2004. No entanto, em 2008 atingiu 10,6%, valor superior ao registado em 2004.

3. Morrer no Hospital, em casa ou *noutro local* (via pública): 2008

Mortalidade por local do óbito (2008):

- Associação significativa embora pouco intensa com as seguintes variáveis: sexo, idade, local de residência, estado civil, profissão e condição perante o trabalho, nacionalidade e causa de morte.
- Local de óbito e grupo etário:
  - Em hospital/clínica: mais frequente aos 45-74 anos;
  - Num domicílio: predomínio da população idosa: 75 e mais anos;
  - *Noutro local* (via pública): mais comum nos jovens: 15-24 anos.
- Local de óbito e causa de morte:
  - Em hospital/clínica: > 70% para os grandes grupos de causas;
  - Menor diferença entre hospital e domicílio, para a doença isquémica cardíaca e cerebrovasculares;
  - *Noutro local* (via pública): mais elevada para causas externas (34,4%) ou mal definidas (22,7%).

Em 2008 mais de 60% dos óbitos na população de 15 e mais anos ocorreram em hospital/clínica, cerca de 30% tiveram lugar num domicílio e 8,7% *noutro local*.

FIGURA 18
Óbitos (%) por local do óbito

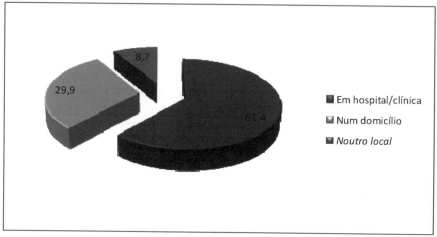

Fonte: INE, 2010.

A variável local do óbito foi analisada em conjunto com cada uma das outras variáveis, nomeadamente sexo, idade, local de residência, estado civil, profissão e condição perante o trabalho, nacionalidade e causa de morte. Para cada análise realizou-se o teste de independência do Qui-quadrado para testar a existência de uma relação entre o local do óbito e cada uma das variáveis referidas. A hipótese nula (independência das variáveis) foi rejeitada com $p<0,001$ em todos os casos, pelo que existe forte evidência que a variável local do óbito esteja relacionada com as restantes variáveis.

O teste do Qui-quadrado permite concluir sobre a independência entre variáveis, mas não sobre o grau de associação existente entre elas. Acresce que o valor deste teste é muito influenciado pela dimensão do grupo em estudo. Os valores elevados obtidos para Qui-quadrado não significam que as relações existentes sejam muito intensas, sendo necessário calcular medidas de associação. Neste trabalho foram calculados o coeficiente Phi, o coeficiente de contingência e o V de Cramer e a hipótese nula foi testada. De acordo com os resultados apresentados no Anexo 15, concluiu-se que as associações eram significativamente diferentes de zero mas não muito intensas (medidas de associação <0,3, em todos os casos).

Sexo e grupo etário

O óbito em estabelecimento hospitalar foi mais frequente no sexo masculino (64,0% vs. 58,6%) e nos grupos etários dos 45-64 anos (70,2%) e 65-74 anos (69,4%).

FIGURA 19
Óbitos (%) em hospital/clínica por sexo e grupo etário

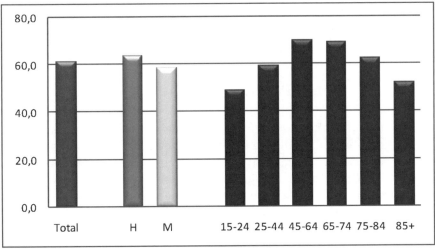

Fonte: INE, 2010.

Do total de óbitos registados em 2008 entre a população masculina 27,0% ocorreram num domicílio. Para a população feminina a percentagem foi superior (32,9%). De salientar, ainda, uma percentagem expressiva (13,2%) de jovens dos 15 aos 24 anos cujo óbito está registado no domicílio. Aos 85 e mais anos, esta situação foi muito frequente (38,2% dos casos).

FIGURA 20
Óbitos (%) num domicílio por sexo e grupo etário

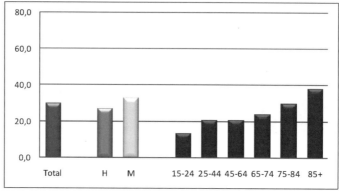

Fonte: INE, 2010.

Quanto as mortes *noutro local*, a diferença entre homens e mulheres é pouco notória (9,0% e 8,4%, respectivamente). No entanto, registam-se diferenças assinaláveis quando a informação é desagregada por grupo etário: 37,8% dos óbitos de jovens não ocorreram em hospital/clínica nem num domicílio mas na via pública. No grupo etário 25-44 a percentagem é ainda relativamente elevada (19,7%). Para a população com 45 e mais anos a ocorrência de óbitos *noutro local* é pouco frequente (menos do que 10% dos casos).

FIGURA 21
Óbitos (%) *noutro local* por sexo e grupo etário

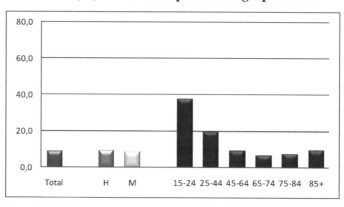

Fonte: INE, 2010.

QUADRO 18
Óbitos (%) segundo o local do óbito por sexo e grupo etário

	Total	Hospital/clínica		Num domicílio		Noutro local	
		N	%	N	%	N	%
Total	98840	60692	61,4	29518	29,9	8630	8,7
Sexo							
H	50798	32521	64,0	13702	27,0	4575	9,0
M	48042	28171	58,6	15816	32,9	4055	8,4
Grupo etário							
15-24	476	233	48,9	63	13,2	180	37,8
25-44	3420	2030	59,4	715	20,9	675	19,7
45-64	13164	9238	70,2	2717	20,6	1209	9,2
65-74	16520	11457	69,4	3933	23,8	1130	6,8
75-84	34366	21508	62,6	10280	29,9	2578	7,5
85+	30894	16226	52,5	11810	38,2	2858	9,3

* Diferenças estatisticamente significativas (p<0,01).
Fonte: INE, 2010.

Em cada grupo etário observaram-se diferenças na percentagem de óbitos por local, ao analisar separadamente a população masculina e feminina (Anexo 14). Para os mais jovens (15-24 anos) a maior diferença verifica-se para óbitos que ocorrem *noutro local*: 41,4% para os rapazes e 28,6% para as raparigas. Esta disparidade continua a verificar-se no grupo etário acima, ocorrendo *noutro local* 23,6% dos óbitos na população masculina e 10,4% dos óbitos da população feminina. Dos 25 anos em diante os óbitos de homens passam a ocorrer maioritariamente em estabelecimento hospitalar, o que para a população feminina se verifica em todos os grupos etários.

FIGURA 22
Óbitos (%) para o sexo masculino por local de óbito e grupo etário

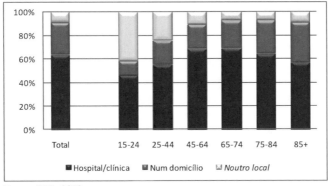

Fonte: INE, 2010.

FIGURA 23
Óbitos (%) para o sexo feminino por local de óbito e grupo etário

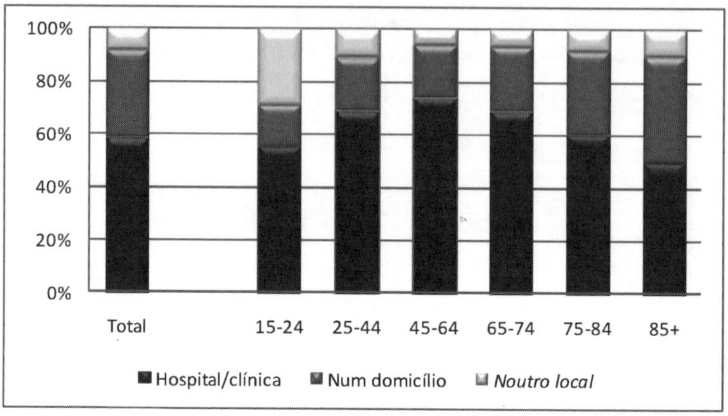

Fonte: INE, 2010.

Ao desagregar a informação quanto ao local do óbito por género e por grupo etário, as maiores disparidades observam-se na população mais jovem. Para esses grupos etários a mortalidade por causas externas assume particular importância. Por esta razão, quando se analisa o local do óbito tendo em conta as diversas variáveis socio-demográficas é relevante comparar a informação obtida considerando a totalidade das causas de morte com a informação específica para a mortalidade por causas externas de lesão e envenenamento.

Genericamente, a percentagem de óbitos que ocorrem em hospital/clínica é mais elevada para a mortalidade geral do que para a mortalidade por causas externas. No entanto, nas idades mais avançadas esta situação inverte-se. Para a população masculina de 85 e mais anos, 57,2% do total de óbitos ocorre em estabelecimento hospitalar, mas se forem considerados apenas os óbitos devidos a causas externas a percentagem dos que ocorrem em hospital/clínica é mais elevada (64,9%). Para a população feminina observou-se tendência análoga para todas as idades iguais ou superiores a 75 anos (Anexo 16).

Para a população masculina os óbitos num domicílio são mais frequentes na mortalidade por todas as causas do que na devida a causas externas. Nos grupos etários extremos (15-24 e 85 e mais anos) é maior a diferença entre percentagens. Para a população feminina esta diferença também é mais relevante nas mais jovens e nos grupos 75-84 e 85 e mais anos. No entanto, ao contrário do verificado para a população masculina, para as mulheres dos 25 aos 64 anos, o óbito em domicílio é mais frequente se for consequência de causa externa do que na mortalidade por todas as causas.

58,4% dos óbitos por causa externa de rapazes dos 15 aos 24 anos ocorrem *noutro local*. Considerando todas as causas a percentagem é inferior (41,4%). Este padrão repete-se em todos os grupos etários na população masculina, apesar de ser mais marcado abaixo dos 65 anos. O mesmo padrão é observado para a população feminina, apesar de a percentagem de óbitos ocorridos *noutro local* ser mais baixa do que para os homens, quer se trate de mortalidade geral ou por causa externa.

Local de residência

Nas Regiões Centro, LVT e Algarve mais de 60% dos óbitos por todas as causas tiveram lugar em hospital/clínica, destacando-se a Região do Algarve (65%). Cerca de metade dos óbitos por causas externas nas Regiões Norte e Centro ocorreram em internamento hospitalar. Nas restantes Regiões a percentagem é mais baixa, sobretudo no Alentejo onde apenas 30,5% dos óbitos resultantes de causas externas tiveram lugar em hospital/clínica. Nesta Região são particularmente elevadas as percentagens de óbitos por causa externa que ocorreram num domicílio (30,5%) e *noutro local* (39,0%).

Estado civil

A percentagem de óbitos por todas as causas que ocorreram em hospital/clínica foi mais elevada para a população casada (67,1%) ou divorciada (63,3%) do que para os solteiros ou viúvos. Considerando apenas óbitos por causas externas a ocorrência em estabelecimento hospitalar foi mais frequente entre os viúvos.

Para os óbitos registados *noutro local* observam-se diferenças acentuadas entre a mortalidade geral e por causa externas. 12,3% dos óbitos por todas as causas na população solteira ocorrem *noutro local* mas se os óbitos forem consequência de lesão ou envenenamento a percentagem atinge 45%. Para a população divorciada a situação é análoga: 10,6% para óbitos gerais e 42,1% por causas externas.

Profissão e condição perante o trabalho

Dos 7521 óbitos registados entre a população activa em 2008, 64,6% ocorreram em estabelecimento hospitalar mas a percentagem foi apenas 30% no caso da mortalidade por causas externas. Em contrapartida, a percentagem dos óbitos que ocorreram *noutro local* foi 16,1% considerando todas as causas mas ultrapassou 52% para as causas externas.

QUADRO 19
Óbitos (%) segundo o local do óbito por residência, estado civil, condição perante o trabalho, profissão e nacionalidade

	Total (N)		Hospital/clínica (%)		Num domicílio (%)		*Noutro local* (%)	
	Total	Causa externa	Total	Causa externa	Total	Causa externa	Total	Causa externa
Total [1]	98856	4197	61,4	46,2	29,9	19,5	8,7	34,4
Local de residência								
Norte	31243	1229	58,5	53,7	35,8	16,4	5,8	29,9
Centro	20320	909	61,3	48,5	29,6	17,8	9,2	33,7
LVT	35045	1430	64,2	42,9	25,6	20,1	10,2	36,9
Alentejo	7515	351	58,7	30,5	28,3	30,5	13,0	39,0
Algarve	4733	278	65,0	41,4	26,1	21,2	8,9	37,4
Estado civil								
Solteiro	11746	1031	56,2	38,5	31,5	16,5	12,3	45,0
Casado	44688	1951	67,1	45,0	25,8	19,8	7,1	35,2
Viúvo	38130	897	56,2	63,1	34,5	19,0	9,3	17,9
Divorciado	4011	304	63,3	30,3	26,1	27,6	10,6	42,1
Ignorado	281	14	58,0	28,6	30,2	42,9	11,7	28,6
Condição perante o trabalho								
Activo	7521	1276	64,6	30,0	19,3	17,9	16,1	52,2
Não activo	88147	2628	60,9	55,1	31,1	20,1	8,0	24,8
NS/NR	2888	293	69,8	35,5	20,2	20,1	10,0	44,4
Profissão (Grandes grupos CNP94)[2]								
Trab. qualificados (0 a 8)	4952	825	65,3	31,2	19,0	17,5	15,7	51,4
Trab. não qualificados (9)	1901	310	61,7	24,2	20,8	19,7	17,5	56,1
CNP ignorada	92003	3062	61,2	52,4	30,6	20,0	8,2	27,6
Nacionalidade								
Portuguesa	97458	4031	61,4	46,7	29,9	19,6	8,7	33,7
Estrangeira	1398	166	59,9	31,9	27,0	16,3	13,0	51,8

[1] Neste quadro, o total de óbitos em 2008, entre a população de 15 e mais anos residente em Portugal Continental, é de 98856 por terem sido incluídos 16 óbitos em idade ignorada, que não tinham sido considerados nos quadros anteriores.

[2] Grandes grupos da Classificação Nacional de Profissões de 1994: Anexo 10.

Fonte: INE, 2010.

Para a população não activa a percentagem de óbitos ocorridos *noutro local* foi mais baixa (8,0% para todas as causas e 24,8% para causas externas), mas foi mais frequente o óbito num domicílio.

65,3% dos óbitos de trabalhadores qualificados ocorreram em hospital/clínica. No caso de trabalhadores não qualificados a percentagem foi inferior (61,7%). Para a mortalidade por causas externas observou-se o mesmo padrão: percentagem mais elevada para trabalhadores qualificados (31,2%) do que para os não qualificados (24,2%). Para óbitos *noutro local* o padrão inverte-se, isto é, a percentagem de óbitos é mais elevada para trabalhadores não qualificados, tanto para a mortalidade geral como para as causas externas.

Deve referir-se que as percentagens apresentadas se referem a uma pequena fracção dos óbitos registados em 2008, uma vez que em 93% dos casos a profissão do falecido não foi declarada.

Nacionalidade

Em 2008 registaram-se 1398 óbitos de cidadãos estrangeiros com 15 e mais anos em Portugal Continental. 59,9% ocorreram em estabelecimento hospitalar, percentagem muito semelhante à observada entre os cidadãos nacionais (61,4%). No entanto, tendo em conta apenas a mortalidade por causas externas verifica-se que a ocorrência do óbito em hospital/clínica é mais elevada para portugueses (46,7%) do que para estrangeiros (31,9%).

FIGURA 24
Óbitos (%) por local de óbito e a nacionalidade

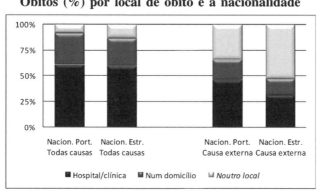

Fonte: INE, 2010.

A ocorrência de óbitos num domicílio foi menos frequente entre a população estrangeira, quer na mortalidade geral (27,0% vs. 29,9%), quer na mortalidade por causa externa (16,3% vs. 19,6%). Pelo contrário, ocorreram com maior frequência óbitos *noutro local* entre os cidadãos estrangeiros do que entre os nacionais. Para os óbitos por todas as causas, ocorreram noutro local 8,7% dos óbitos de portugueses e 13,0% de estrangeiros. A diferença é ainda mais acentuada para a mortalidade por causas externas: 33,7% para portugueses e 51,8% para estrangeiros.

Causa de morte

Apesar de globalmente (considerando todas as causas de morte) se verificar que cerca de 60% das mortes ocorreram em estabelecimento hospitalar, observam-se diferenças significativas quando se analisam causas de morte específicas. Assim, nos óbitos por doenças infecciosas e parasitárias ou por doenças do aparelho digestivo a fracção de óbitos em Hospital/clínica foi muito superior à média (91,9% e 88,6%, respectivamente), sendo também elevada (cerca de 80%) para as doenças do aparelho geniturinário, do sistema osteomuscular/tecido conjuntivo e da pele e tecido celular subcutâneo (Anexo 16).

Nos óbitos por tumores malignos cerca de 75% ocorreram em hospital/clínica sendo, no entanto, a percentagem mais elevada nos tumores malignos do colo do útero (83,3%).

Em 2008 apenas pouco mais de metade dos óbitos por DIC e por AVC ocorreram em estabelecimento hospitalar (51,7% e 51,3%, respectivamente). Em contrapartida, a morte em domicílio foi relativamente comum: 39,2% dos óbitos por DIC e 40,5% dos óbitos por AVC. Também uma percentagem não negligenciável dos óbitos por estas causas ocorreu *noutro local*: 9,1% no caso de DIC e 8,3% no caso de AVC.

Dos 10523 óbitos ocorridos em 2008 e classificados como devidos a sintomas, sinais, exames anormais ou causas mal definidas, mais de metade (51,8%) tiveram lugar num domicílio, 25,5% em hospital/clínica e 22,7% *noutro local*.

As mortes por causas externas ocorreram sobretudo em hospital/clínica (46,2%), mas uma fracção ainda relevante destes óbitos *noutro local* (34,4%).

A Morte em Portugal

Quadro 20
Óbitos (%) segundo o local do óbito por causa de morte

	Total	Hospital/clínica		Num domicílio		Noutro local	
		N	%	N	%	N	%
Total	98840	60692	61,4	29518	29,9	8630	8,7
Causa de morte[1]							
D. infecciosas e parasitárias	2513	2310	91,9	152	6,0	51	2,0
Tumores malignos	22914	17151	74,8	5077	22,2	686	3,0
Cólon, recto e ânus	3542	2654	74,9	789	22,3	99	2,8
Mama feminina	1504	1085	72,1	340	22,6	79	5,3
Colo do útero	233	194	83,3	30	12,9	9	3,9
Diabetes	3990	2469	61,9	1243	31,2	278	7,0
Abuso de álcool	134	72	53,7	48	35,8	14	10,4
DIC	7300	3776	51,7	2860	39,2	664	9,1
AVC	13994	7173	51,3	5666	40,5	1155	8,3
D. aparelho respiratório	10857	8334	76,8	2051	18,9	472	4,3
D. aparelho digestivo	4297	3808	88,6	410	9,5	79	1,8
D. pele e tecido celular subcutâneo	24	19	79,2	ND	ND	ND	ND
D. sist. osteomuscular/tecido conjuntivo	252	205	81,3	42	16,7	5	2,0
D. aparelho geniturinário	2753	2295	83,4	366	13,3	92	3,3
Causas mal definidas	10523	2680	25,5	5454	51,8	2389	22,7
Causas externas	4197	1937	46,2	817	19,5	1443	34,4

[1] Códigos da CID 9 e da CID 10 associados a cada uma das causas de morte: Anexo 1.
ND – Valor não disponível por confidencialidade estatística.

Fonte: INE, 2010.

Qualidade dos Dados

Em 2008 os óbitos por causas mal definidas totalizaram 10523, o que corresponde a 10,6% do total de óbitos registados.

Mais de metade dos óbitos por causas mal definidas (51,8%) ocorreram num domicílio, mas 2680 (25,5%) dos óbitos para os quais não foi possível atribuir uma causa específica tiveram lugar em estabelecimento hospitalar. Uma percentagem ligeiramente inferior (22,7%) dos óbitos por causas mal definidas ocorreu *noutro local*.

Considerando o total de óbitos que ocorreram em cada local, verifica-se que a atribuição de causa mal definida foi mais frequente no caso em que o óbito não ocorreu nem em estabelecimento hospitalar nem num domicílio, correspondendo a 27,7% dos casos. Para óbitos ocorridos num

A Morte e o Morrer em Portugal

domicílio e em hospital/clínica as percentagens de óbitos por causas mal definidas foram, respectivamente, 18,5% e 4,4%.

QUADRO 21
Óbitos (%) por causas mal definidas segundo o local do óbito

	Total		Hospital/clínica		Num domicílio		Noutro local	
	N	%	N	%	N	%	N	%
Total	98840	100,0	60692	100,0	29518	100,0	8630	100,0
Causas mal definidas	10523	10,6	2680	4,4	5454	18,5	2389	27,7

Fonte: INE, 2010.

Perfil do cidadão falecido em 2008 (por local do óbito)

Em hospital/clínica: sexo masculino, grupo etário 45-64 anos, residente no Algarve e casado. Activo, trabalhador qualificado e nacionalidade portuguesa. As doenças infecciosas e parasitárias são as causas em que o óbito em estabelecimento hospitalar é mais frequente.

QUADRO 22
Perfil do cidadão falecido em hospital/clínica (2008)

	Total	Hospital/clínica	
		N	%
Sexo: masculino	50798	32521	64,0
Grupo etário: 45 - 64 anos	13164	9238	70,2
Local de residência: Algarve	4733	3078	65,0
Estado civil: Casado	44688	29978	67,1
Condição perante trabalho: NS/NR	2888	2017	69,8
Activo	7521	4856	64,6
Profissão (7521 empregados): Trab. qualificado (CNP de 0 a 8)	4952	3234	65,3
Nacionalidade: Portuguesa	97458	59860	61,4
Causa de morte: D. inf. e parasitárias	2513	2310	91,9

Fonte: INE, 2010.

No domicílio: sexo feminino, com 85 ou mais anos. Residente na Região Norte e viúva. Não activa, ignorando-se a profissão que tinha exercido. Nacionalidade portuguesa. Quanto à causa de morte, a maioria está classificada como *sintomas, sinais, exames anormais ou outras causas mal definidas*.

A Morte em Portugal

QUADRO 23
Perfil do cidadão falecido num domicílio (2008)

	Total	Num domicílio	
		N	%
Sexo: Feminino	48042	15816	32,9
Grupo etário: 85 e mais anos	30894	11810	38,2
Local de residência: Norte	31243	11171	35,8
Estado civil: Viúvo	38130	13167	34,5
Condição perante trabalho: Não activo	88147	27408	31,1
Profissão (7521 empregados): ignorada	92003	28185	30,6
Nacionalidade: Portuguesa	97458	29144	29,9
Causa de morte: Causas mal definidas	10523	5454	51,8
AVC	13994	5666	40,5

Fonte: INE, 2010.

Noutro local: homem e jovem (15 a 24 anos). Residente no Alentejo e solteiro. Activo, trabalhador não qualificado. Nacionalidade estrangeira e a causa de morte foi por causas externas de lesão e envenenamento.

QUADRO 24
Perfil do cidadão falecido *Noutro Local* (2008)

	Total	Noutro local	
		N	%
Sexo: masculino	50798	4575	9,0
Grupo etário: 15 - 24 anos	476	180	37,8
Local de residência: Alentejo	7515	975	13,0
Estado civil: Solteiro	11746	1444	12,3
Condição perante trabalho: Activo	7521	1214	16,1
Profissão (7521 empregados): Trab. não qualificado (CNP 9)	1901	332	17,5
Nacionalidade: Estrangeira	1398	182	13,0
Causa de morte: Causas externas	4197	1443	34,4

Fonte: INE, 2010.

4. Mortes prematuras e evitáveis

Mortes Prematuras e Evitáveis (2000 a 2008):
- Decréscimo (-25%)
- Causas com tendência crescente:
  - o tumores malignos, nomeadamente da pele e do colo do útero;
  - o doenças associadas ao álcool;
  - o diabetes *mellitus* (2000-2004), mas em 2008 a tendência inverteu-se.
- AVPP por causas sensíveis à prevenção primária (2008):
  - o 546,6 por 100 000 habitantes
- 25,8% dos AVPP são por causas sensíveis aos cuidados de saúde.

A hierarquização das causas de morte faz-se geralmente através do número de óbitos que cada causa provoca, sem considerar a idade em que ocorrem. Esta análise deve ser complementada com o estudo da mortalidade prematura (abaixo dos 70 anos). No indicador Anos de Vida Potencial Perdidos (AVPP) a informação relativa ao número de óbitos é ponderada pela idade do óbito, com destaque para as causas responsáveis, simultaneamente, por elevada mortalidade e por óbitos em idades mais jovens.

Os tumores malignos são preponderantes entre as causas de mortalidade prematura tal como acontece na mortalidade para todas as idades. Em 2000 foram responsáveis por 1231,8 AVPP por 100 000 habitantes o que representa 22,0% dos AVPP para todas as causas. Em 2008 essa percentagem atingiu 29,4%, apesar da taxa de AVPP por tumores malignos ter descido ligeiramente para 1212,6/100 000.

Os tumores malignos do cólon, recto e ânus são responsáveis por maior número de óbitos do que o tumor maligno da mama feminina. No entanto, se se analisar a idade do óbito, a ordenação inverte-se. O tumor maligno da mama feminina é responsável por mortes em faixas etárias mais baixas pelo que a taxa de AVPP é mais elevada (224,4/100 000) em 2008.

Quadro 25
AVPP por causa de morte (óbitos entre 0 e 69 anos)

	2000 (Pop=8 671 286)			2004 (Pop=8 820 122)			2008 (Pop=8 829 011)			Variação 2000-08 (%)		
	AVPP	%	Taxa[1]	AVPP	%	Taxa[1]	AVPP	%	Taxa[1]	AVPP	%	Taxa
Total	485762	100	5602,0	414438	100	4698,8	364211	100	4125,2	-25,0	0,0	-26,4
Causa de morte[2]												
D. inf. e parasit.	42689	8,8	492,3	31847	7,7	361,1	23576	6,5	267,0	-44,8	-26,3	-45,8
Tumores malignos	106811	22,0	1231,8	106083	25,6	1202,7	107062	29,4	1212,6	0,2	33,7	-1,6
Cólon, recto, ânus	9845	2,0	113,5	10608	2,6	120,3	11228	3,1	127,2	14,0	52,1	12,0
Mama feminina	11050	2,3	251,3	9853	2,4	221,0	9990	2,7	224,4	-9,6	20,6	-10,7
Colo do útero	2400	0,5	27,7	2175	0,5	24,7	2553	0,7	28,9	6,4	41,8	4,5
Diabetes	5123	1,1	59,1	6832	1,6	77,5	5145	1,4	58,3	0,4	34,0	-1,4
Abuso de alcool	778	0,2	9,0	1423	0,3	16,1	1793	0,5	20,3	130,5	207,5	126,4
DIC	20885	4,3	240,9	22267	5,4	252,5	14975	4,1	169,6	-28,3	-4,4	-29,6
AVC	25909	5,3	298,8	20701	5,0	234,7	15707	4,3	177,9	-39,4	-19,1	-40,5
D. ap. respiratório	16965	3,5	195,6	13601	3,3	154,2	12297	3,4	139,3	-27,5	-3,3	-28,8
D. ap.digestivo	24851	5,1	286,6	27199	6,6	308,4	21787	6,0	246,8	-12,3	16,9	-13,9
D. pele e tecido celular subcutâneo	258	0,1	3,0	510	0,1	5,8	45	0,0	0,5	-82,5	-76,7	-82,8
D.. osteomuscular/tecido conjuntivo	1255	0,3	14,5	1514	0,4	17,2	1203	0,3	13,6	-4,2	27,8	-5,9
D. ap. geniturinário	3247	0,7	37,4	4007	1,0	45,4	3015	0,8	34,1	-7,1	23,8	-8,8
Causas mal definidas	84971	17,5	979,9	23673	5,7	268,4	46216	12,7	523,5	-45,6	-27,5	-46,6
Causas externas	87269	18,0	1007,3	93007	22,4	1054,5	58511	16,1	662,7	-33,0	-10,6	-34,2

[1] Taxa de Anos de Vida Potencial Perdidos por 100 000 habitantes com menos de 70 anos, excepto para tumores da mama feminina e do colo do útero em que a taxa é por 100 000 mulheres com menos de 70 anos.

[2] Códigos da CID 9 e da CID 10 associados a cada uma das causas de morte: Anexo 1.

Fonte: INE, 2010.

A importância da doença isquémica cardíaca e do acidente vascular cerebral, como causas de mortalidade prematura, tem vindo a diminuir. Em 2000 os anos de vida perdidos por doença isquémica representavam 4,3% do total de AVPP, tendo baixado para 4,1% em 2008. Para o AVC, neste período, a percentagem caiu de 5,3% para 4,3% e a taxa de AVPP passou de 298,8/100 000 para 177,9/100 000 (decréscimo relativo de 40,5%).

Várias causas de morte ganham relevância na análise da mortalidade prematura, apesar da respectiva taxa de mortalidade ser muito inferior às anteriormente referidas. Em 2008 são de salientar as causas externas e o grupo sem diagnóstico definido que representam respectivamente 16,1 e 12,7% do total.

Globalmente, entre 2000 e 2008, observou-se um recuo da mortalidade prematura, com um decréscimo relativo da taxa de AVPP por todas as causas de morte de 26,4%.

Entre os tumores rastreáveis, a mortalidade prematura diminuiu para os tumores da mama feminina: a taxa de AVPP baixou de 251,3 em 2000 para 224,4 anos/100 000 mulheres em 2008 (-10,7%). Para os tumores do colo do útero e o cólon, recto e ânus observou-se tendência oposta, com aumento da taxa de AVPP (4,5% e 12,0%, respectivamente).

Entre 2000 e 2004 a evolução da mortalidade prematura por diabetes *mellitus* mostrou agravamento. A taxa de AVPP passou de 59,1 para 77,5 anos/100 000 habitantes. De 2004 para 2008 esta tendência inverteu-se e a taxa de AVPP caiu para 58,3 anos/100 000 habitantes.

A DIC e o AVC têm contribuído para a redução da mortalidade prematura. A taxa de AVPP por estas causas diminuiu 29,6% e 40,5%, respectivamente, no período 2000-08.

As doenças associadas ao abuso de álcool foram, em 2008, responsáveis por mais óbitos prematuros do que em 2000. A taxa de AVPP passou de 9,0 para 20,3 anos/100 000 habitantes, o que corresponde a um aumento relativo de 126,4%, neste período.

FIGURA 25
Variação relativa da taxa de AVPP por causa de morte

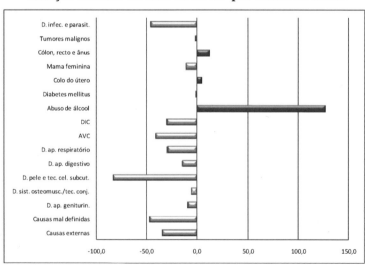

Fonte: INE, 2010.

Causas de morte sensíveis à prevenção primária e aos cuidados de saúde

Os tumores malignos da traqueia, brônquios e pulmão, a cirrose do fígado e os acidentes com veículos a motor são as causas de óbitos prematuros considerados evitáveis por comportamentos e atitudes saudáveis. Representam, em conjunto, uma perda de 770,3 anos de vida potencial por 100 000 habitantes no ano 2000. Em 2004 esta taxa foi mais elevada (804,7/100 000), mas a tendência de inverteu-se no período seguinte. Em 2008 a taxa foi de 546,6 AVPP por causas sensíveis à prevenção primária por 100 000 habitantes.

Quanto às causas de óbitos prematuros sensíveis a cuidados de saúde adequados, foram identificadas 34 como já referido (Ellen Nolte, 2006, Anexo 2), a maioria abaixo dos 75 anos mas outras específicas de grupos etários mais jovens.

QUADRO 26

**AVPP por causas sensíveis à prevenção primária (PP)
e cuidados de saúde (CS), dos 0 aos 69 anos**

	2000 (Pop=8 663 348)			2004 (Pop=8 821 043)			2008 (Pop=8 827 605)			Variação 2000-08 (%)		
	AVPP	%	Taxa[1]	AVPP	%	Taxa[1]	AVPP	%	Taxa[1]	AVPP	%	Taxa
Total	485762	100	5602,0	414438	100	4698,8	364211	100	4125,2	-25,0	0,0	-26,4
Causa de morte[2]												
PP	66796	13,8	770,3	70980	17,1	804,7	48258	13,2	546,6	-27,8	-3,6	-29,0
CS	125478	25,8	1447,1	113068	27,3	1281,9	93898	25,8	1063,5	-25,2	-0,2	-26,5

[1] Taxa de Anos de Vida Potencial Perdidos por 100 000 habitantes com menos de 70 anos.
[2] Códigos da CID 9 e da CID 10 associados a cada um dos conjuntos de causas de morte: Anexo 2.

Fonte: INE, 2010.

Neste estudo cerca de um quarto (25,8%) dos AVPP foram devidos a causas sensíveis aos cuidados de saúde, ou seja 1447,1 AVPP por 100 000 habitantes. Em 2008, a percentagem manteve-se, apesar de a taxa ter decrescido para 1063,5/100 000.

Quadro 27
AVPP por causas sensíveis à prevenção primária (0 a 69 anos)

	2000 (Pop=8 663 348)			2004 (Pop=8 821 043)			2008 (Pop=8 827 605)			Variação 2000-08 (%)		
	AVPP	%	Taxa[1]	AVPP	%	Taxa[1]	AVPP	%	Taxa[1]	AVPP	%	Taxa[1]
Total	485762	100	5602,0	414438	100	4698,8	364211	100	4125,2	-25,0	0,0	-26,4
Causa de morte[2]												
TM traqueia, brônquios e pulmão	15080	3,1	174,1	15653	3,8	177,4	16618	4,6	188,2	10,2	47,0	8,1
D. crónica do fígado	16475	3,4	190,2	19895	4,8	225,5	16202	4,4	183,5	-1,7	31,2	-3,5
Acidentes veículos a motor	35241	7,3	406,8	42585	10,3	482,8	22733	6,2	257,5	-35,5	-14,0	-36,7

[1] Taxa de Anos de Vida Potencial Perdidos por 100 000 habitantes com menos de 70 anos.
[2] Códigos da CID 9 e da CID 10 associados a cada um dos conjuntos de causas de morte: Anexo 2.
Fonte: INE, 2010.

De entre as causas sensíveis à prevenção primária, os acidentes com veículos a motor são as que têm maior peso, apesar do decréscimo verificado entre 2000 e 2008 (de 7,3% para 6,2%). Destaca-se, ainda, pela negativa a evolução dos AVPP e taxa de AVPP (/100 000 habitantes) por tumor maligno da traqueia, brônquios e pulmão por ter sido o único que registou um aumento entre 2000 e 2008 (10,2% e 8,1%, respectivamente).

A Morte em Portugal

QUADRO 28
AVPP por causas sensíveis aos cuidados de saúde (0 a 69 anos)

	2000 (Pop=8 663 348)			2004 (Pop=8 821 043)			2008 (Pop=8 827 605)		
	AVPP	%	Taxa[1]	AVPP	%	Taxa[1]	AVPP	%	Taxa[1]
Total	485762	100	5602,0	414438	100	4698,8	364211	100	4125,2
Causa de morte[2]									
Infecções intestinais	130	0,0	1,5	67	0,0	0,8	0	0,0	0,0
Tuberculose	2827	0,6	32,6	2165	0,5	24,5	1238	0,3	14,0
Outras infecções (Dift, Tét, Polio)	0	0,0	0,0	0	0,0	0,0	0	0,0	0,0
Tosse convulsa e sarampo	235	0,0	2,7	0	0,0	0,0	0	0,0	0,0
Septicemia	5290	1,1	61,1	2732	0,7	31,0	3374	0,9	38,2
TM cólon e recto	7248	1,5	83,7	7368	1,8	83,5	7298	2,0	82,7
TM (melanoma e neoplasia) pele	1685	0,3	19,4	1935	0,5	21,9	1983	0,5	22,5
TM mama feminina	11173	2,3	129,0	9923	2,4	112,5	10110	2,8	114,5
TM do colo do útero	2400	0,5	27,7	2175	0,5	24,7	2553	0,7	28,9
TM outras partes do útero	408	0,1	4,7	198	0,0	2,2	203	0,1	2,3
TM testículo	650	0,1	7,5	568	0,1	6,4	435	0,1	4,9
Doença de Hodgkin	1100	0,2	12,7	830	0,2	9,4	703	0,2	8,0
Leucemia	3688	0,8	42,6	3106	0,7	35,2	2706	0,7	30,6
D. tiróide	38	0,0	0,4	205	0,0	2,3	60	0,0	0,7
Diabetes [0-49]	1525	0,3	17,6	2302	0,6	26,1	1525	0,4	17,3
Epilepsia	1077	0,2	12,4	1614	0,4	18,3	1137	0,3	12,9
D. reumática crónica do coração	718	0,1	8,3	860	0,2	9,7	463	0,1	5,2
D. hipertensivas	1010	0,2	11,7	1332	0,3	15,1	1215	0,3	13,8
DIC	20885	4,3	241,1	22267	5,4	252,4	14975	4,1	169,6
AVC	25909	5,3	299,1	20701	5,0	234,7	15707	4,3	177,9
Ap. respiratório (excl. pneumonia/influenza)	201	0,0	2,3	561	0,1	6,4	58	0,0	0,7
Gripe	45	0,0	0,5	8	0,0	0,1	8	0,0	0,1
Pneumonia	8607	1,8	99,3	5748	1,4	65,2	5609	1,5	63,5
Úlcera péptica	918	0,2	10,6	768	0,2	8,7	538	0,1	6,1
Apendicite	85	0,0	1,0	163	0,0	1,8	138	0,0	1,6
Hérnia abdominal	20	0,0	0,2	115	0,0	1,3	355	0,1	4,0
Colelitíase e colecistite	133	0,0	1,5	475	0,1	5,4	223	0,1	2,5
Nefrite e nefrose	2792	0,6	32,2	3225	0,8	36,6	2082	0,6	23,6
Hiperplasia benigna próstata	0	0,0	0,0	0	0,0	0,0	0	0,0	0,0
Compl. gravidez, parto, puerpério	108	0,0	1,2	308	0,1	3,5	145	0,0	1,6
Algumas afecções originadas no período perinatal	16263	3,3	187,7	15221	3,7	172,5	12580	3,5	142,5
Malformações congénitas do ap. Circulatório	5209	1,1	60,1	4307	1,0	48,8	3622	1,0	41,0
Acidente provocados em pacientes em procedimento médico/ cirúrgico	0	0,0	0,0	140	0,0	1,6	488	0,1	5,5

[1] Taxa de Anos de Vida Potencial Perdidos por 100 000 habitantes com menos de 70 anos.
[2] Códigos da CID 9 e da CID 10 associados a cada um dos conjuntos de causas de morte: Anexo 2.

Fonte: INE, 2010.

De entre as causas consideradas evitáveis pelo correcto acesso e utilização de cuidados de saúde destacam-se o ACV, a DIC e algumas afecções originadas no período perinatal por apresentarem maior mortalidade prematura (AVPP, 2008:15707, 14975 e 12580 anos, respectivamente; taxa de AVPP por 100 000 habitantes, 2008: 177,9, 169,6 e 142,5, respectivamente), apesar do decréscimo no período em análise.

Os tumores malignos apresentam valores altos e crescentes de AVPP, principalmente o tumor maligno da pele e do colo do útero.

5. Discussão

A **natalidade, a mortalidade e as migrações**, pilares da evolução demográfica, são o enquadramento dos resultados globais. Verifica-se uma queda acentuada e preocupante da natalidade e dos movimentos migratórios com a consequência previsível do envelhecimento e diminuição da população activa.

O baixo índice sintético de fecundidade com tendência negativa deve ser encarado como uma necessidade absoluta de desenvolver políticas de apoio à natalidade. Políticas concertadas envolvendo subsídios, licenças parentais alargadas, estabilidade no emprego, creches e infantários gratuitos ou subsidiados e com horários alargados (França, Suécia e Noruega) tiveram resultados a curto prazo (Sleebos JE *et al.*, 2003; BBC News, 2006).

No contexto de crise actual, é previsível o aumento da pobreza e exclusão social e há evidência de que o suporte destas famílias e o futuro das crianças depende do aporte nutritivo, afectivo e educativo tão precoce como no primeiro ano de vida a que apenas têm acesso através de cuidados em jardins-de-infância (Heckman J, 2006).

Nos anos 90, a imigração foi responsável por um quarto do crescimento da população nos países industrializados e os movimentos migratórios influenciam positivamente as alterações demográficas de forma directa e através da natalidade, de forma indirecta (Lutz e Scherbov, 2006).

As famílias imigrantes são habitualmente jovens e com perfil de fertilidade mais elevado mas, rapidamente adoptam as características demográficas dos países de acolhimento.

Em estudo realizado em 2005, nos concelhos de Amadora e Sintra, 43% dos recém-nascidos eram de mães imigrantes (Machado MC *et al.*,

2006) situação muito assimétrica em Portugal e dependente dos fluxos e dos locais de residência desta população, com maior tendência para as regiões de Lisboa e Vale do Tejo e Algarve.

Verifica-se uma queda abrupta, de 2000 para 2008, de 83% dos novos imigrantes, agravada pelo número não quantificado dos que pedem para voltar ao país de origem, nomeadamente de Angola e Brasil, facto que decorre da crise social e financeira e da taxa crescente de desemprego por toda a Europa. Este cenário não se modificará nos próximos anos pelo que também nesta área é necessário desenvolver estratégias que disciplinem a entrada desordenada de milhares de imigrantes como sucedeu na década de 90 mas estimule os movimentos esperados e de enorme utilidade para Portugal.

O aumento consistente da esperança de vida ao nascer pode ser considerado como um triunfo sobre a morte precoce, uma manifestação de progresso e reflecte o êxito do processo de desenvolvimento humano. Mas constitui também um desafio sob o ponto de vista social, médico e financeiro. Com o grupo etário acima dos 60 anos a apresentar o maior crescimento em todo o mundo, pode falar-se numa verdadeira revolução demográfica.

Globalmente, também a mortalidade diminuiu 4,4% nos anos estudados, devido à melhoria das condições socioeconómicas e aos progressos da medicina, com as novas tecnologias e a inovação terapêutica, em áreas como as doenças cardiovasculares e o cancro.

Nas décadas de 80 e 90, houve uma focalização da saúde pública na mortalidade e morbilidade infantil e, a implementação de estratégias nestes grupos etários, teve como consequência o declínio substancial das taxas de mortalidade (Murray C et al., 2010).

A mortalidade infantil é o factor que mais influencia a esperança de vida ao nascer pelo que a queda abrupta deste indicador determinou o aumento da esperança de vida com um desvio da morte para a idade adulta, com repercussão nos grupos económicos e socialmente mais activos.

A revisão da literatura, nomeadamente a estratégia do World Bank e da WHO que definem um risco de mortalidade no adulto 45q15, como a probabilidade, aos 15 anos, de morrer antes dos 60 anos ou seja risco de morte prematura (Rajaratnam JK et al., 2010), determinou a opção do grupo a estudar, nesta investigação.

Assim, os resultados avaliados referem-se a uma população, dos 15 aos 113 anos, respectivamente a idade a partir da qual se recolheram dados e a idade mais avançada de uma cidadã portuguesa nas bases estudadas.

Ser uma cidadã não é surpresa. Desde que se controlaram as causas de morte relacionadas com a gravidez e o parto, a esperança de vida das mulheres é superior à dos homens. Nos anos estudados, em Portugal, as diferenças quanto ao **sexo** atenuaram-se, com a esperança de vida ao nascer no sexo masculino (75,7 anos) a aproximar-se do feminino (81,9 anos).

Em países desenvolvidos, verifica-se uma aproximação ainda mais acentuada entre os dois sexos por perdas do feminino que, ao adquirir hábitos como tabagismo, alcoolismo e maior stress no dia-a-dia mostra perdas na esperança de vida (Lefèvre H *et al.*, 2008; Juel K, 2008).

A apoiar esta evidência, verificou-se que o grupo dos 65 aos 74 tem maiores diferenças entre homens e mulheres. Os homens que sobrevivem aos 75 têm depois uma esperança de vida mais próxima da do género feminino.

A maior queda da mortalidade encontra-se nos **grupos etários** dos 15 aos 24 (50%) e 25 aos 44 anos (33%). Boa notícia pois a morte nestes grupos será sempre prematura e eventualmente relacionada com causas sensíveis aos cuidados de saúde e à promoção da saúde como são exemplo os acidentes e as infecções.

Também de salientar o desvio da mortalidade para 75+, com o grupo de 65 a 74 a decrescer 22% e, o dos 75-84, a mostrar uma queda relativa da taxa de mortalidade que é devida ao crescimento deste grupo populacional. Cada vez se morre mais tarde.

As diferenças encontradas entre sexos continuam a verificar-se de forma homogénea em todos os grupos etários, a favor do sexo feminino embora se atenuem com a idade. As causas externas (acidentes) e as doenças cardiovasculares podem ser as principais responsáveis.

Devido à incerteza que surge a partir dos processos biológicos e aleatórios que regem a ocorrência de eventos como mortes e doenças, foram calculados para as taxas de mortalidade intervalos de confiança de 95%. Os intervalos de confiança foram usados como um teste de significância quando comparadas duas taxas de mortalidade. Desde que os respectivos intervalos de confiança não se sobreponham, um teste de significância estatística comparável sempre indica uma diferença estatisticamente significativa, o que aconteceu em todas as taxas de mortalidade discutidas.

Quanto ao **local de residência**, os resultados são apresentados como taxa padronizada para uma população europeia padrão e, utilizando o Índice Comparativo de Mortalidade, encontram-se diferenças entre Regiões.

As Regiões LVT, Alentejo e Algarve têm um risco relativo de morte mais elevado, um dos aspectos sugestivos de desigualdades em saúde.

O verbete de óbito português em Portugal, mesmo eliminando o efeito idade, a taxa de mortalidade padronizada varia entre o mínino de 11,2 no Norte e 12,8 no Alentejo (valores para 2008). No período 2000-2008 a TMP diminuiu em todas as Regiões excepto no Alentejo, mas o aumento verificado deveu-se à perda de população, uma vez que o número de óbitos se manteve estável.

Quando se analisa a mortalidade por **estado civil**, obtém-se, para a população solteira, divorciada ou viúva, os seguintes valores para o Índice Comparativo de Mortalidade em 2004: 165,9%, 139,7% e 140,8%, respectivamente. Todos estes valores estão significativamente acima do risco de morte da população total.

O aumento exponencial nos óbitos de divorciados acompanha a subida de divorciados em Portugal de 1,9 para 2,4 por mil habitantes, no período estudado.

Os casamentos celebrados caíram de 6,2 para 4,0 por 1000 habitantes, o que conjugado com a forte queda da mortalidade nas faixas mais jovens da população, poderá contribuir para a diminuição do número de óbitos de pessoas solteiras.

A mortalidade masculina mais precoce, como referido anteriormente, justifica a discrepância entre os 21,1% de óbitos em viúvos e 57,0% em viúvas.

Seria muito interessante estudar a tendência de maior morbilidade e mortalidade associada à viuvez recente, qualquer que seja a causa de morte, tal como foi demonstrado nos trabalhos de Nicholas Christakis em séries longas (Christakis N *et al.*, 2006; Christakis N *et al.*, 2008). Noutro estudo longitudinal, o mesmo autor acompanhou 200,000 viúvos recentes por um período de 9 anos (1993 a 2002) e concluiu que o local de residência e a rede social estabelecida são factores influentes na mortalidade e que, nos bairros em que residem poucos viúvos, a mortalidade é de 22% para o sexo masculino e 17% para o feminino comparada com 17 e 15% respectivamente, em bairros com maior número de idosos com este estado civil (Christakis N *et al.*, 2008)

O verbete de óbito português tem 3 campos para a **Profissão**: i) Profissão; ii) Situação na profissão; iii) Condição perante o trabalho. Cada uma destas tem vários campos de preenchimento como activo e não activo, empregado, desempregado ou à procura do 1º emprego, entre outros.

Estes itens são excessivos e não permitem grandes conclusões. Dos dados fornecidos neste campo pelo registo de óbito actual, pouco se pode concluir excepto que 90% das mortes aconteceram em não activos e 82,3% tinham mais de 65 anos de idade.

De salientar que, da população activa, os que têm emprego mostraram menor mortalidade de 2000 para 2008: de 1,9 para 1,5 óbitos por 1000 empregados (decréscimo relativo: 21,9%). E que 50,1% dos óbitos em 2000 e 58,1% dos óbitos em 2008 ocorreram em grupos profissionais menos diferenciados.

Pode inferir-se que serão de baixo nível sócio económico e baixa escolaridade mas com a evidência científica actual de que os determinantes sociais são factores fundamentais na saúde, na doença e na morte, seria importante que estes aspectos constassem no certificado de óbito, de forma regular.

As desigualdades em saúde emergem de determinantes sociais como o nível socioeconómico e educacional, os estilos de vida e o acesso aos cuidados de saúde. Constituem-se como um problema de saúde pública, com impacto na coesão e justiça social e afectam o desenvolvimento socioeconómico (Johnson S *et al.*, 2008).

Os grupos socioeconómicos mais desfavorecidos têm pior estado de saúde, enquanto os mais ricos vivenciam o fenómeno inverso: adoecem menos e apresentam níveis de saúde mais elevados (Marmot M, 2010)

O estatuto socioeconómico tem sido consistentemente associada à incidência e mortalidade por doença cardiovascular em várias populações. Num estudo recente desenvolvido na Suécia concluiu-se que a incidência de DIC padronizada pela idade era superior nos bairros de alta privação (Winkleby M *et al.*, 2007). Nos países mais desenvolvidos, a associação inversa entre o nível socioeconómico e a doença cardiovascular é mais forte na mortalidade e a incidência de AVC, com os grupos de menor nível socioeconómico a apresentarem maior mortalidade (Kunst A *et al.*, 1998) e incidência.

Por constituírem um grupo vulnerável, foram estudadas as mortes nos imigrantes. Portugal tornou-se uma Nação de Nações, que assinala origens múltiplas, que determinam grande diversidade social, cultural e étnica.

Quando se analisam os óbitos por **nacionalidade**, verifica-se que aparentemente, e exceptuando os portugueses, são mais frequentes nos oriundos de países da União Europeia e de África, o que pode ser justificado pelos grupos etários. Os europeus são, em muitos casos, reformados e pensionistas, portanto de idades mais avançadas. Os africanos e os

A Morte em Portugal   83

naturais do Brasil são imigrantes em idades jovens, activos e, como se verá mais adiante as causas de morte são muito diferentes.

No segundo caso, a privação socioeconómica e a vulnerabilidade dos imigrantes revela-se nos maus resultados em saúde. De acordo com o MIPEX (Migrant Integration Policy Index do British Council e do Migration Policy Group, 2007), Portugal é o segundo país da Europa com políticas de integração mais favoráveis, a seguir à Suécia.

De referir a criação do Alto Comissariado para as Imigrações e Diálogo Intercultural, com planos de acção nacionais e que integram saúde, escolaridade, emprego e integração e um Despacho inovador do Ministro da Saúde em 2001 que assegura a acessibilidade aos cuidados de saúde a quem resida em Portugal há mais de 90 dias, independentemente da situação legal (Machado MC *et al.*, 2007; Dias S *et al.*, 2008; Dias S *et al.*, 2009; Machado MC *et al.*, 2010)

Não é suficiente permitir o acesso sem barreiras pois, por razões culturais e por medo de represálias legais, os imigrantes procuram menos os serviços de saúde e os cuidados primários e são admitidos nas urgências hospitalares em fase mais avançada da doença e muitas vezes irreversível (Machado MC *et al.*, 2007).

Relativamente às **Causas de Morte**, o registo de um óbito requer a base de indicação da causa de morte, que mostra que uma percentagem de 90,4% das causas foi decidida com base em elementos clínicos.

A percentagem de autópsias não teve variações significativas (cerca de 6%) entre 2000 e 2008. O número das realizadas no hospital baixou, de 43 para 36%, e duplicaram as que ocorreram no domicílio. Este achado poderá ser explicado pela sofisticação da tecnologia e acessibilidade dos exames hospitalares com diagnósticos concretos e adequados mas, como adiante se verá, o número de causas desconhecidas mantém-se ao longo do período de estudo.

Quanto às mortes no domicílio e noutros locais, é essencial ter informação sobre a morte súbita, para perceber o aumento das autópsias, o que parece não está, ainda, disponível a nível nacional.

As duas principais causas de morte são, como esperado, os tumores malignos e a doenças do aparelho circulatório que serão também analisadas no capítulo 5 através das bases dos GDHs.

Os tumores malignos constituíram 20,6% do total de óbitos em 2000 e 23,2% em 2008. Esta percentagem é superior ao aumento da população pelo que se verifica aumento da taxa de mortalidade por esta causa (por 100 000 habitantes com 15+ anos, 266,6 óbitos em 2008 para

248,7 em 2000). Considerando os tumores rastreáveis, causa de morte prematura, verifica-se uma evolução mais desfavorável para o cólon, recto e ânus, (2,8% do total de óbitos em 2000, 3,3% em 2004 e 3,6% em 2008), atingindo uma taxa de mortalidade de 41,2%ooo em 2008. Também, a taxa de mortalidade por tumor maligno da mama feminina foi muito superior (33,6%ooo).

A DIC e o AVC são responsáveis por 28,8% de todos os óbitos ocorridos em 2000. Ao contrário do verificado para os tumores malignos, a importância relativa dos óbitos por DIC e AVC tem vindo a diminuir, pelo que em 2008 a mortalidade proporcional por estas duas causas baixou para 21,6%, de forma mais relevante para o AVC (-33,9%) do que para a DIC (-16,2%).

De referir as doenças infecciosas, respiratórias e a diabetes como causas também identificadas como frequentes. A mortalidade por causas externas diminuiu, mas a taxa de mortalidade, aumentou em 2000-04 de 52,2 para 58,1 óbitos por 100 000 habitantes, para apresentar um valor mais baixo em 2008 (48,8%ooo).

Estudo recente apresentado pela Prevenção Rodoviária Portuguesa mostra que 85% das mortes e 78% dos feridos graves de acidentes de viação são jovens dos 18 aos 24 anos, do sexo masculino. Entre 2003 e 2007, 16% dos mortos e 18,7% dos feridos graves foram também neste grupo etário (Trigoso JM, 2010).

Quanto à **Qualidade dos Dados**, a informação enviada ao INE, baseada na transcrição do certificado de óbito pelas Conservatórias do Registo Civil, é sujeita a um conjunto de validações e devolvida sempre que se detectam erros. O INE efectua ainda, se necessário, contactos a fim de esclarecer dúvidas ou solicitar informação em falta e só quando o processo de controlo de qualidade dos dados está concluído, são elaborados os quadros para difusão periódica ou os apuramentos específicos solicitados.

Os apuramentos para 2000 e 2004 baseiam-se em informação recolhida em suporte papel, através do verbete de óbito em vigor, no qual não se inclui a opção de desconhecimento da situação do falecido para as variáveis em questão.

Relativamente à **Causa de morte**, a utilização de um código de causa de morte não específico (Sintomas, sinais, exames anormais e causas mal definidas) é um indicador da qualidade da informação relativa a mortalidade por causas. A percentagem de óbitos aos quais foi atribuído este código decresceu de 12,6% para 9,7% do total de óbitos, entre 2000 e 2004 para voltar a subir em 2008 (10,6%).

Sendo consensual que a determinação das causas de morte é importante para investigação e conhecimento da epidemiologia e para as políticas de saúde, muitos autores discutem a fonte de registo (Polprasert W *et al.*, 2010), propondo a autópsia verbal como solução para países que não têm registo oficial mas que pode também ser utilizada em países com registo oficial, como forma de validar o diagnóstico, nos casos em que o processo clínico não está acessível.

A autópsia verbal rigorosa e *standartizada*, em folheto acoplado ao certificado de óbito obrigatoriamente preenchido seria uma solução potencial. Muitas vezes, a informação é dada por familiares, de forma pouco objectiva, que repetem o que lhes foi dito durante o episódio. Como resultado muitas mortes no domicílio são referidas à causa imediata, limitando a utilidade do registo.

A autópsia verbal prevê o preenchimento de um formulário detalhado, aplicado pelo profissional de saúde local, com ênfase para sintomas e eventos no decurso do processo assim como medicação.

De salientar ainda os aspectos específicos de língua ou culturais, nos imigrantes que influenciam a compreensão (e a resposta) a questões específicas e que colocam a necessidade de apoio linguístico.

Um dos aspectos mais importantes é o **Local de Óbito** e a variabilidade da qualidade de registo conforme esse local. A tendência é, ainda, e tem aumentado, para a morte hospitalar que subiu 13,3%, de 54,2 para 61,4%, no período do estudo, com redução, de 35,8% para 29,9% das mortes no domicílio (que incluem lares e instituições de acolhimento) e *noutro local* como rua e locais públicos (de 10.0 para 8,7%).

O envelhecimento e a morte mais tardia faria supor mais óbitos num domicílio e a percentagem ainda elevada de mortes *noutro local* sugere um número não desprezável de morte súbita e acidentes.

Até ao século XX, a morte súbita era rara e receada pois não permitia a preparação e o arrependimento. A pessoa sentia os sinais e, presidia aos preparativos, em casa e acompanhada pela família e amigos (Ariès P, 2010).

No fim da II Grande Guerra, cresce a morte hospitalar na Europa, tendência que, apenas, se verifica em Portugal, nos anos 70. Em 1958, apenas 11% dos doentes morriam no hospital e a progressiva hospitalização da morte atinge 61% em 2008.

A morte deixou de ser natural e o hospital tem mais recursos e a enorme esperança de que os progressos da medicina e a inovação tecnológica a evite.

Quanto à associação do local de óbito com as variáveis sexo, idade, local de residência, estado civil, condição perante o trabalho e profissão, nacionalidade e causa de morte, concluiu-se que é significativa mas pouco intensa.

O óbito hospitalar (61,3%) foi mais frequente e estatisticamente significativo no sexo masculino entre os 45 e os 74. As mulheres de idade mais avançada são o grupo que mais morre no domicílio.

A morte entre os 15 e os 24 anos é maioritariamente *noutro local* ou seja na rua ou local público com maior tendência para os rapazes (41,4% vs 28,6%) o que está de acordo com os acidentes.

Está relacionada com as causas externas nomeadamente, acidentes e, nos grupos etários mais velhos com a morte súbita de causa vascular (DIC ou AVC) ou pré hospitalar para a qual não há estatísticas nacionais, sendo esta um sinal indirecto da capacitação do cidadão em perceber que tem sinais de gravidade de doença e do transporte e organização de cuidados.

Outra diferença a salientar é a nacionalidade. Os cidadãos estrangeiros morrem com mais frequência *noutro local* que não hospital ou domicílio e por causas externas de lesão que incluem acidentes e homicídios entre outras.

No hospital morrem 75% das pessoas com tumores malignos e pouco mais de metade dos falecidos por DIC e por AVC. No primeiro caso, pode inferir-se a baixa oferta de cuidados paliativos e no segundo as prováveis mortes súbitas em casa ou em locais públicos, como já referido.

Na análise do local de óbito, salienta-se o facto de 25,5% das causas mal definidas corresponderem a morte intra-hospitalar e sem autópsia, o que, sob o ponto de vista de saúde pública, pode considerar-se inaceitável.

Traçou-se assim o perfil conforme o local de morte: para o hospital, homem português, trabalhador qualificado, de 45 a 64 anos, casado e residente no Algarve; para o domicílio, mulher portuguesa, viúva, residente no Norte e com mais de 85 anos; para outro local, homem estrangeiro, jovem, residente no Alentejo, solteiro e trabalhador não qualificado.

A análise dos **Anos de Vida Potencial Perdidos** (AVPP) é fundamental quando se estudam as tradicionais taxas de mortalidade e permite avaliar, para além do número de mortes, a idade em que ocorreram, sendo por isso, um bom indicador para identificação de mortalidade prematura, com maior destaque (maior número de AVPP) à em idades mais jovens.

Portugal é o segundo país da UE15 com valores mais elevados de AVPP por tumores malignos (só ultrapassado pela França), embora em todos os outros países europeus, esta causa seja, também, uma das principais responsáveis pela mortalidade prematura (Eurostat, 2009; OECD Health Data, 2009).

As causas externas de lesão e envenenamento representam, também, uma elevada parcela do total de AVPP (2008: 16,1%) que em muito se justifica pelos acidentes de viação ou domésticos e de lazer tão expressivos nos grupos de idade mais jovens.

As doenças cardiocerebrovasculares são outro grupo de doenças muito representativas de mortalidade prematura, apesar do decréscimo que se tem registado nos últimos anos, em concordância com a tendência dos restantes países da UE.

Esta tendência tem sido explicada por múltiplas causas, nomeadamente o aumento da riqueza, melhores níveis de educação e segurança, diminuição do tabagismo e da hipertensão arterial, melhoria nos serviços de emergência médica e da intervenção terapêutica (Cayotte *et al.* 2009).

Em Portugal, estas melhorias também se verificam e podem justificar a variação positiva dos últimos anos. As Vias Verdes da DIC e do AVC, programa nacional da Coordenação das Doenças Cardiovasculares (Cruz Ferreira R *et al.*, 2010) têm já resultados nacionais com aspectos muito positivos no Algarve e no Norte.

No entanto, o tabagismo está a aumentar nos mais jovens nomeadamente do sexo feminino assim como a obesidade (Atlas ACS, 2010). Os determinantes económico-sociais e os estilos de vida menos adequados podem inverter a situação.

De destacar, ainda, o importante aumento dos AVPP (absolutos e taxa) por doenças relacionados com o consumo de álcool (2000-2008: aumento relativo de 130% nos AVPP e 126% na taxa de AVPP).

Praticamente todas as causas anteriormente identificadas fazem parte da lista das consideradas evitáveis por prevenção primária ou por cuidados de saúde de qualidade (ver lista em Anexo). Este indicador de mortalidade evitável, devido à riqueza de informação que representa, tem sido proposto, também, para medir a performance dos sistemas de saúde e a qualidade dos cuidados de saúde (Kossarova *et al.*, 2009). A identificação e análise de causas evitáveis pela campanhas de prevenção primária ou pela acção dos cuidados de saúde permite orientar estratégias exequíveis e com impacto no estado de saúde.

O primeiro conjunto de causas – evitáveis por prevenção primária – é constituído pelo tumor maligno da traqueia, brônquios e pulmão, cirrose do fígado e acidentes de viação. O tumor maligno da traqueia, brônquios e pulmão foi o único que registou um aumento expressivo entre 2000-2008 (15080 para 16618). Sendo o consumo de tabaco o principal responsável por este cancro e, verificando-se um aumento do tabagismo nos mais jovens, é urgente desenvolver estratégias e direccionar medidas neste sentido. Com a entrada em vigor da lei do tabaco (Lei nº 37/2007, de 14 de Agosto), que aprova normas para a protecção dos cidadãos da exposição involuntária ao fumo do tabaco e medidas de redução da procura relacionadas com a dependência e a cessação do seu consumo, espera-se uma mudança de comportamentos com impacto positivo sobre os resultados apresentados.

O segundo grupo – evitáveis por cuidados de saúde – é liderado pelas causas já anteriormente identificadas como representativas no total de todas as causas: cardiocerebrovasculares (doença isquémica cardíaca e cerebrovasculares) e tumores malignos (especial enfoque nos rastreáveis).

CAPÍTULO III – A MORTE HOSPITALAR

1. Internamentos e morte hospitalar

> **Internamentos hospitalares (862 204 episódios em 2008):**
> - Aumento de 32,6% entre 2000 e 2008;
> - Predomínio em mulheres;
> - E no grupo 45-65 anos;
> - Diagnóstico mais frequente: doenças do aparelho circulatório.
>
> **Óbitos em internamento hospitalar (46 450 em 2008):**
> - Aumento de 24,8% entre 2000 e 2008;
> - Predomínio em homens;
> - E no grupo 75-85 anos;
> - Principal causa de morte: doenças do aparelho respiratório.
>
> **Taxa de letalidade intra-hospitalar (5,4% em 2008):**
> - Diminuição de 5,9% entre 2000 e 2008;
> - Superior nos homens e nas classes etárias mais elevadas;
> - Menor taxa na Região Norte;
> - Maior taxa: doenças infecciosas e parasitárias.

Evolução da letalidade intra-hospitalar (2000-2008)

Sexo e grupo etário

Entre 2000 e 2008, o número total de episódios de internamento nos hospitais públicos registou um aumento relativo de 32,6%, de 650444 para 862204. De igual modo, o número de óbitos em internados aumentou, de 37224 óbitos para 46450, de 2000 para 2008. A taxa de letalidade intra-hospitalar, relação entre o número de óbitos de internados e o número de episódios de internamento, diminui de 5,7% em 2000 para 5,4% em 2004, mantendo o mesmo valor em 2008.

O número total de episódios de internamento é superior nas mulheres, em todo o período analisado. Em 2008, registaram-se 457815 episódios de internamento do sexo feminino e 404384 do sexo masculino. No entanto, o número total de óbitos é superior nos homens, o que resulta numa taxa de letalidade intra-hospitalar muito superior (2008: homens 6,2% e mulheres 4,6%). A tendência de diminuição da taxa de letalidade intra-hospitalar manifesta-se em ambos os sexos, embora o decréscimo seja mais acentuado no sexo feminino (2008: homens 1,8% e mulheres 9,1%).

A distribuição dos episódios de internamento por grupos de idade mostra aumentos em todos os grupos etários, com excepção dos mais jovens (decréscimo relativo de 14,5%). Como seria expectável, tendo em conta a evolução demográfica, é nas idades mais avançadas que se têm registado os maiores aumentos relativos (85 e mais: 75,6% e 75-85 anos: 64,0%).

A evolução do número de óbitos de doentes internados, segundo o grupo etário, é semelhante à dos episódios de internamento, com um aumento nos superiores e uma diminuição nos grupos mais jovens. Entre 2000 e 2008, registaram-se aumentos relativos dos 45 aos 64 anos (10,4%), dos 75 aos 84 anos (36,5%) e aos 85 e mais anos (70,4%) e um decréscimo dos 15 aos 24 anos (49,1%) e dos 25 aos 44 anos (22,0%). O grupo dos 65 aos 74 anos sofreu um ligeiro aumento de 2000 para 2004, seguido por uma diminuição (variação de 2000 para 2008 de -1,7%).

A taxa de letalidade intra-hospitalar é mais elevada nos mais idosos, variando, em 2008, entre 17,5% aos 85 e mais anos e 0,5% no grupo dos 15 aos 24 anos.

QUADRO 29
Episódios de internamento, óbitos e letalidade intra-hospitalar, por grupo etário

	2000			2004			2008			Variação 2000-2008 (%)		
	Int.	Óbts	Let. (%)	Int.	Óbts	Let. (%)	Int.	Óbts	Let. (%)	Int.	Óbts	Let. (%)
Total	650444	37224	5,7	762038	41365	5,4	862204	46450	5,4	32,6	24,8	-5,9
Sexo												
H	324254	20552	6,3	364840	22534	6,2	404384	25172	6,2	24,7	22,5	-1,8
M	326188	16672	5,1	397193	18831	4,7	457815	21278	4,6	40,4	27,6	-9,1
Desc.	2	0	0,0	5	0	0,0	5	0	0,0	-	-	-
Grupo etário												
15-24	43342	369	0,9	40693	242	0,6	37065	188	0,5	-14,5	-49,1	-40,4
25-44	126804	2046	1,6	145144	2006	1,4	145584	1596	1,1	14,8	-22,0	-32,1
45-64	191762	6618	3,5	223906	6688	3,0	255398	7303	2,9	33,2	10,4	-17,1
65-74	139578	9148	6,6	158516	9272	5,8	175371	8995	5,1	25,6	-1,7	-21,7
75-84	110006	12035	10,9	145113	14620	10,1	180392	16426	9,1	64,0	36,5	-16,8
85+	38952	7008	18,0	48666	8537	17,5	68394	11942	17,5	75,6	70,4	-3,0

Óbitos com 100 e mais anos: 74 em 2000 e em 2004 e 125 em 2008

Fonte: ACSS, base de dados dos GDH.

FIGURA 26
Episódios de internamento e óbitos, por sexo e grupo etário

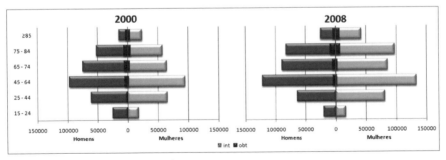

Fonte: ACSS, base de dados dos GDH.

Analisando simultaneamente os episódios de internamento por sexo e grupo etário, verifica-se que existem mais episódios de internamentos do sexo feminino nos grupos etários 25-44, 45-64 e 75-84 anos.

Como referido anteriormente, o número de óbitos em doentes internados nos hospitais é superior nos homens. No entanto, tal não se verifica

92 — A Morte e o Morrer em Portugal

em todos as classes etárias. Esta diferença entre sexos vai perdendo expressão com o aumento da idade e no grupo de 85 e mais anos os valores são superiores nas mulheres (2008: mulheres 7220 e homens 4722).

QUADRO 30
Episódios de internamento, óbitos e letalidade intra-hospitalar, por sexo e grupo etário

	2000			2004			2008			Variação 2000-2008 (%)		
	Int.	Óbts	Let. (%)	Int.	Óbts	Let. (%)	Int.	Óbts	Let. (%)	Int.	Óbts	Let. (%)
Total	650444	37224	5,7	762038	41365	5,4	862204	46450	5,4	32,6	24,8	-5,9
Sexo												
H	324254	20552	6,3	364840	22534	6,2	404384	25172	6,2	24,7	22,5	-1,8
M	326188	16672	5,1	397193	18831	4,7	457815	21278	4,6	40,4	27,6	-9,1
Desc.	2	0	0,0	5	0	0,0	5	0	0,0	-	-	-
Grupo etário e sexo												
15 - 24 anos												
H	24996	249	1,0	22414	163	0,7	20368	123	0,6	-18,5	-50,6	-39,4
M	18345	120	0,7	18278	79	0,4	16697	65	0,4	-9,0	-45,8	-40,5
25 - 44 anos												
H	61194	1382	2,3	66392	1357	2,0	64285	1025	1,6	5,1	-25,8	-29,4
M	65610	664	1,0	78752	649	0,8	81298	571	0,7	23,9	-14,0	-30,6
45 - 64 anos												
H	96993	4248	4,4	108010	4354	4,0	122013	4855	4,0	25,8	14,3	-9,1
M	94768	2370	2,5	115894	2334	2,0	133383	2448	1,8	40,7	3,3	-26,6
65 - 74 anos												
H	74793	5568	7,4	82817	5643	6,8	89492	5608	6,3	19,7	0,7	-15,8
M	64785	3580	5,5	75698	3629	4,8	85878	3387	3,9	32,6	-5,4	-28,6
75 - 84 anos												
H	52012	6330	12,2	67338	7654	11,4	82846	8839	10,7	59,3	39,6	-12,3
M	57994	5705	9,8	77774	6966	9,0	97545	7587	7,8	68,2	33,0	-20,9
85 e mais anos												
H	14266	2775	19,5	17869	3363	18,8	25380	4722	18,6	77,9	70,2	-4,4
M	24686	4233	17,1	30797	5174	16,8	43014	7220	16,8	74,2	70,6	-2,1

Óbitos com 100 e mais anos: Homens – 35 em 2000, 21 em 2004, 34 em 2008; Mulheres – 39 em 2000, 53 em 2004, 91 em 2008.

Fonte: ACSS, base de dados dos GDH.

A taxa de letalidade intra-hospitalar tende a ser superior nos homens em todos os grupos etários, exceptuando os grupos etários dos 75 aos 84 anos e dos 85 e mais anos, em que os valores apresentados são próximos. Entre 2000 e 2008, evoluiu de forma mais positiva (diminuição da taxa) para o sexo masculino no grupo etário dos 85 e mais anos e para as mulheres nos restantes (15-24, 25-44, 45-64, 65-74 e 75-84 anos).

Local de residência

A tendência de aumento no número de episódios de internamento e de óbitos em internamento anteriormente descrita para o Continente verificou-se, também, em todas as Regiões.

FIGURA 27
Letalidade intra-hospitalar, por local de residência (NUTS III)

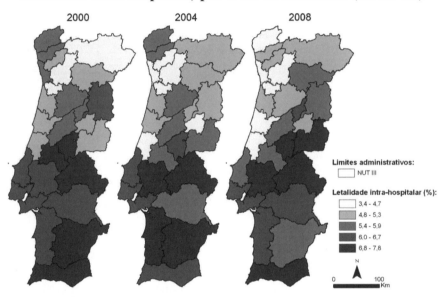

Fonte: Elaborado pelos autores com base nos dados dos GDH.

Foi no Algarve que se verificou o maior aumento relativo dos episódios de internamento (55,0%) bem como dos óbitos em doentes internados (57,5%). Em oposição, a Região do Alentejo apresenta o menor aumento relativo (22,5% e 16,9%, respectivamente). No entanto, no que se refere à taxa de letalidade intra-hospitalar, na Região do Algarve registou-se um ligeiro aumento (1,6%), entre 2000 e 2008. As restantes Regiões apresentam uma diminuição da taxa entre 2000 a 2008 embora, o valor mais baixo para a Região Centro, tenha sido registado em 2004.

Tendencialmente, a taxa de letalidade intra-hospitalar apresenta valores mais baixos nas NUTS III do Norte e do Centro litoral e mais elevados nas do Centro interior, Alentejo e Algarve. No entanto, esta análise deve considerar o padrão demográfico das regiões. Em 2008, as NUTS

III Alto Alentejo e Pinhal Interior Sul apresentavam a maior taxa de letalidade intra-hospitalar (7,8% e 7,4%, respectivamente) mas também a maior mediana de idades dos internados que lá residem (71 e 79 anos, respectivamente). Situação inversa, se verificou no Tâmega e Entre Douro e Vouga onde as taxas de letalidade intra-hospitalares são as mais baixas (4,2% e 3,4%, respectivamente) bem como a mediana da idade (57 e 59 anos, respectivamente).

QUADRO 31

Episódios de Internamento, óbitos e letalidade intra-hospitalar, por local de residência (NUTS II, segundo o D.L. nº 317/99, de 11 de Agosto)

	2000			2004			2008			Variação 2000-2008 (%)		
	Int.	Óbts	Let. (%)	Int.	Óbts	Let. (%)	Int.	Óbts	Let. (%)	Int.	Óbts	Let. (%)
Total	650444	37224	5,7	762038	41365	5,4	862204	46450	5,4	32,6	24,8	-5,9
Local de residência												
Norte	199569	10166	5,1	249667	11518	4,6	299301	13451	4,5	50,0	32,3	-11,8
Centro	138789	7426	5,4	166220	8317	5,0	182400	9342	5,1	31,4	25,8	-4,3
LVT	233590	14823	6,3	264062	16465	6,2	288890	17742	6,1	23,7	19,7	-3,2
Alentejo	36027	2454	6,8	36775	2442	6,6	44134	2868	6,5	22,5	16,9	-4,6
Algarve	21649	1535	7,1	27953	1746	6,2	33549	2417	7,2	55,0	57,5	1,6
Desconhecido	20820	820	3,9	17361	877	5,1	13930	630	4,5	-33,1	-23,2	14,8

Fonte: ACSS, base de dados dos GDH.

Entre 2000 e 2008, 17 das 28 NUTIII registaram algum decréscimo na taxa de letalidade intra-hospitalar, sendo que a maior diminuição relativa foi registada Entre Douro e Vouga (23,1%). Nas restantes 11 NUTIII verificou-se um aumento, com a Beira Interior Sul a apresentar o maior aumento relativo (27,6%).

Local de internamento

Entre 2000 e 2008, os dois hospitais públicos da Região de Saúde do Algarve registaram o maior crescimento relativo de episódios de internamento (59,5%) bem como de óbitos em doentes internados (63,6%). Por oposição, os hospitais públicos de Lisboa e Vale do Tejo apresentaram o menor aumento relativo de episódios de internamento (23,7%) e de óbitos (18,7%).

Ao longo do período analisado, a taxa de letalidade intra-hospitalar diminuiu 5,9%. Em termos regionais, verificam-se tendências muito diferentes. A Região de Saúde do Norte apresentou a maior diminuição relativa (10,0%), no Centro, Lisboa e Vale do Tejo e Alentejo registaram--se pequenos decréscimos relativos (respectivamente 3,3%, 4,1% e 4,7%), a Região do Algarve, por outro lado, apresentou um aumento de 2,6%.

QUADRO 32
Episódios de internamento, óbitos e letalidade intra-hospitalar, por local de internamento

	2000			2004			2008			Variação 2000-2008 (%)		
	Int.	Óbts	Let. (%)	Int.	Óbts	Let. (%)	Int.	Óbts	Let. (%)	Int.	Óbts	Let. (%)
Total	650444	37224	5,7	762038	41365	5,4	862204	46450	5,4	32,6	24,8	-5,9
Local de internamento (Região de Saúde)												
Norte	212574	10420	4,9	259392	11871	4,6	304453	13431	4,4	43,2	28,9	-10,0
Centro	147799	7842	5,3	174614	8713	5,0	189976	9748	5,1	28,5	24,3	-3,3
LVT	243729	15505	6,4	275040	17146	6,2	301533	18403	6,1	23,7	18,7	-4,1
Alentejo	26467	2008	7,6	26913	1972	7,3	34546	2497	7,2	30,5	24,4	-4,7
Algarve	19875	1449	7,3	26079	1663	6,4	31696	2371	7,5	59,5	63,6	2,6

Fonte: ACSS, base de dados dos GDH.

FIGURA 28
Internados sobreviventes e falecidos (letalidade intra-hospitalar), por local de internamento

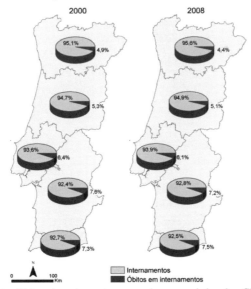

Fonte: Elaborado pelos autores com base nos dados dos GDH.

Em 2000 como em 2008, a Região do Alentejo apresentava a maior taxa de letalidade intra-hospitalar (7,6% e 7,2%, respectivamente) e o Norte a menor (4,9% e 4,4%, respectivamente).

Analisando-se os fluxos dos episódios de internamento e dos óbitos em internamento entre os principais hospitais de referência seleccionados e o local de residência dos doentes, destaca-se a abrangência das respectivas áreas de influência. Apesar de os fluxos serem mais expressivos nas zonas limítrofes destes hospitais, verifica-se que internam pessoas provenientes de toda a Região de Saúde onde se encontram implantados. De destacar os hospitais de Lisboa que, para além de doentes provenientes da Região de Saúde de LVT, admitem residentes do Alentejo e Algarve.

FIGURA 29
Fluxos de origem/destino entre o local de internamento e de residência

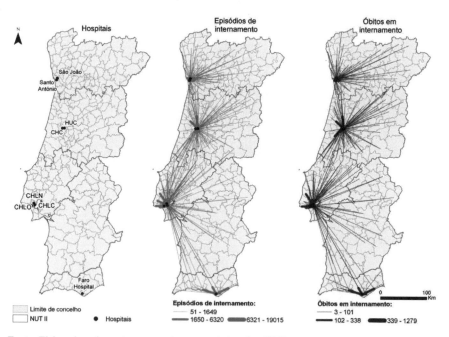

Fonte: Elaborado pelos autores com base nos dados dos GDH.

Causa de internamento

As doenças do aparelho circulatório são as causas de internamento mais representativas, totalizando, em 2008, 136793 episódios (15% do total), seguidas pelas digestivas (104549 episódios), respiratórias (80429 episódios), geniturinárias (75851) e tumores malignos (73413 episódios). Por outro lado, as doenças do aparelho respiratório, circulatório e tumores malignos são as causas de óbito mais preponderantes (24,7%, 23,3% e 22,5% do total, respectivamente). A taxa de letalidade intra-hospitalar é superior nas doenças infecciosas e parasitárias (15,4%), nos tumores malignos (14,3%) e nas doenças respiratórias (14,3%).

O maior crescimento no número de episódios de internamento verificou-se nas perturbações mentais e do comportamento (88,1%), seguidas pelas doenças geniturinárias (54,4%) e do sistema osteomuscular/tecido conjuntivo (47,9%). O maior número de óbitos em internamento registou-se nas doenças geniturinárias (85,2%), respiratórias (66,8%) e infecciosas e parasitárias (58,7%). A taxa de letalidade intra-hospitalar aumentou 57,3% nas doenças infecciosas e parasitárias e 18,3% nas doenças do aparelho respiratório, enquanto os maiores decréscimos se registaram nas perturbações mentais e do comportamento (59,4%) e no abuso de álcool (51,4%).

Causas externas

O número de episódios de internamento hospitalar por causas externas aumentou 14,6%, entre 2000 e 2008. Em ambos os sexos houve uma tendência crescente, com especial expressão nas mulheres comparativamente aos homens (26,9% e 5%, respectivamente), embora os valores para estes permaneçam ligeiramente superiores.

Os óbitos de doentes internados devido a causas externas são mais frequentes nos homens mas, foi no sexo feminino que se registou o maior aumento (2000-2008: 37,3% e 38,9%, respectivamente).

QUADRO 33
Episódios de internamento, óbitos e letalidade intra-hospitalar, por causa de internamento (diagnóstico principal)

Causas de Internamento[1]	2000			2004			2008			Variação 2000-08 (%)		
	Int	Óbts	Let (%)	Int	Óbts	Let (%)	Int	Óbts	Let (%)	Int.	Óbts	Let. (%)
Total	650444	37224	5,7	762038	41365	5,4	862204	46450	5,4	32,6	24,8	-5,9
D. infecciosas e parasitárias	15440	1507	9,8	16736	2065	12,3	15582	2392	15,4	0,9	58,7	57,3
Tuberculose	2500	203	8,1	2161	154	7,1	1543	100	6,5	-38,3	-50,7	-20,2
HIV/SIDA	3465	588	17,0	3593	638	17,8	3270	462	14,1	-5,6	-21,4	-16,7
Hepatite viral	1496	14	0,9	1348	17	1,3	649	19	2,9	-56,6	35,7	212,8
Tumores Malignos	56050	8227	14,7	67360	9529	14,1	73413	10465	14,3	31,0	27,2	-2,9
Gastrointestinais	15956	2736	17,1	17291	3156	18,3	17871	3514	19,7	12,0	28,4	14,7
Cólon, recto, ânus	8152	1059	13,0	9090	1233	13,6	9539	1447	15,2	17,0	36,6	16,8
Lar. e traq./brônq., pulmão	5632	1285	22,8	5878	1542	26,2	6176	1741	28,2	9,7	35,5	23,6
Pele	474	47	9,9	794	55	6,9	1129	69	6,1	138,2	46,8	-38,4
Ginecológicos	8546	846	9,9	10178	810	8,0	10929	761	7,0	27,9	-10,0	-29,7
Mama feminina	5368	468	8,7	6432	427	6,6	7121	373	5,2	32,7	-20,3	-39,9
Colo do útero	1042	103	9,9	1211	105	8,7	1006	105	10,4	-3,5	1,9	5,6
Próstata	2770	353	12,7	3206	403	12,6	3135	452	14,4	13,2	28,0	13,1
Rim e Bexiga	4570	317	6,9	5226	346	6,6	5985	425	7,1	31,0	34,1	2,4
Tec. linfático/hematopoético	4314	796	18,5	4818	918	19,1	4471	886	19,8	3,6	11,3	7,4
Diabetes	10438	644	6,2	12169	660	5,4	12644	550	4,3	21,1	-14,6	-29,5
Abuso de álcool	2533	59	2,3	2741	21	0,8	2827	32	1,1	11,6	-45,8	-51,4
Depend. drogas, toxicomania	566	2	0,4	354	1	0,3	493	1	0,2	-12,9	-50,0	-42,6
D. ap. circulatório	119424	10960	9,2	131441	10803	8,2	136793	10836	7,9	14,5	-1,1	-13,7
DIC	29309	1753	6,0	30096	2012	6,7	28036	1642	5,9	-4,3	-6,3	-2,1
AVC	36042	5355	14,9	35379	4899	13,8	33107	4443	13,4	-8,1	-17,0	-9,7
D. ap. respiratório	57034	6887	12,1	65852	8779	13,3	80429	11486	14,3	41,0	66,8	18,3
Pneumonia	24115	4095	17,0	26818	5403	20,1	34626	7711	22,3	43,6	88,3	31,1
D. crónicas vias resp. inf.	10457	802	7,7	10965	775	7,1	11493	738	6,4	9,9	-8,0	-16,3
Com asma	1712	21	1,2	1561	23	1,5	1618	23	1,4	-5,5	9,5	15,9
D. ap. digestivo	92789	3190	3,4	102729	3563	3,5	104549	3655	3,5	12,7	14,6	1,7
Doença crónica do fígado	7981	915	11,5	7482	955	12,8	6521	894	13,7	-18,3	-2,3	19,6
D. pele e tecido celular subcut.	14401	212	1,5	17438	235	1,3	18108	208	1,1	25,7	-1,9	-22,0
D. sist. ósteo-musc/tec. conj.	30602	137	0,4	40174	141	0,4	45262	177	0,4	47,9	29,2	-12,6
Artr. reum. e osteoartrose	8398	32	0,4	11548	21	0,2	13158	18	0,1	56,7	-43,8	-64,1
D. do aparelho geniturinário	49133	946	1,9	65106	1262	1,9	75851	1752	2,3	54,4	85,2	20,0
Pert. mentais e comport.	11873	156	1,3	15893	111	0,7	22332	119	0,5	88,1	-23,7	-59,4
Lesões e envenenamentos	66550	2091	3,1	64984	1942	3,0	67051	2454	3,7	0,8	17,4	16,5
Causas mal definidas	9428	572	6,1	9706	500	5,2	10046	424	4,2	6,6	-25,9	-30,4
Outras situações[2]	38998	590	2	39579	540	2	39911	613	2	2,3	3,9	-6,7
Desconhecido	55	0	0,0	21	2	9,5	291	0	0,0	429,1	0,0	0,0

[1] Códigos da CID 9 associados a cada uma das causas de morte: Anexo 17.
[2] O conjunto "Outras situações é constituído por Factores que influenciam o estado de saúde e contacto com os serviços de saúde (CID9: V00 – V99), Malformações congénitas e anomalias cromossómicas (CID9: 740 – 759) e Algumas afecções originadas no período perinatal (CID9: 760 – 779).

Fonte: ACSS, base de dados dos GDH.

Também a taxa de letalidade intra-hospitalar por causas externas é superior nos homens e com uma forte tendência de aumento, o que tem contribuído para uma maior diferenciação entre sexos. Entre 2000 e 2008, a taxa de letalidade intra-hospitalar aumentou 30,8% nos homens e 9,5% nas mulheres.

QUADRO 34
Episódios de internamento, óbitos e letalidade intra-hospitalar, por causas externas de lesão ou envenenamento

	2000			2004			2008			Variação 2000-08 (%)		
	Int.	Óbts	Let. (%)	Int.	Óbts	Let. (%)	Int.	Óbts	Let. (%)	Int.	Óbts	Let. (%)
Total	87298	4111	4,7	99403	5308	5,4	100017	5674	5,7	14,6	38,0	20,5
Sexo												
H	49170	2293	4,7	53540	2968	5,4	51636	3149	6,1	5,0	37,3	30,8
M	38128	1818	4,8	45863	2340	5,1	48381	2525	5,2	26,9	38,9	9,5
Causas externas[1]												
Acid. transporte	17738	570	3,2	11114	388	3,5	7325	274	3,7	-58,7	-51,9	16,4
Quedas acid.	29618	1239	4,2	31150	1351	4,3	31452	1421	4,5	6,2	14,7	8,0
Suicídio	2927	134	4,6	3258	144	4,4	2750	150	5,5	-6,1	11,9	19,2
Hom. , agressão	1655	36	2,28	1513	31	2,1	1244	18	1,5	-24,8	-50,0	-33,5
Lesões intenc. desc.	907	53	5,8	978	46	4,7	929	67	7,2	2,4	26,4	23,4

[1] Códigos da CID 9 associados a cada uma das causas de morte: Anexo 18.

Fonte: ACSS, base de dados dos GDH.

As quedas acidentais são as causas externas mais representativas nos episódios de internamento e óbitos enquanto, as lesões não identificadas como acidentais ou intencionalmente infligidas, são as principais responsáveis pela letalidade intra-hospitalar.

Entre 2000 e 2008, das causas externas observadas, os acidentes de transporte foram os que registaram os maiores decréscimos no número de episódios de internamento e óbitos (58,7% e 51,9%, respectivamente) e os homicídios/agressão na taxa de letalidade intra-hospitalar (33,5%).

Em 2008, foram identificadas, na base de dados dos GDH, 312 autópsias de óbitos de doentes internados, menos de 1% do total de óbitos em internamento. Destas 312 autópsias, 36% foram realizadas nos hospitais de referência de Lisboa (CHLO, CHLN e CHLC).

FIGURA 30
**Episódios de internamento e óbitos,
por causas externas de lesão/ envenenamento**

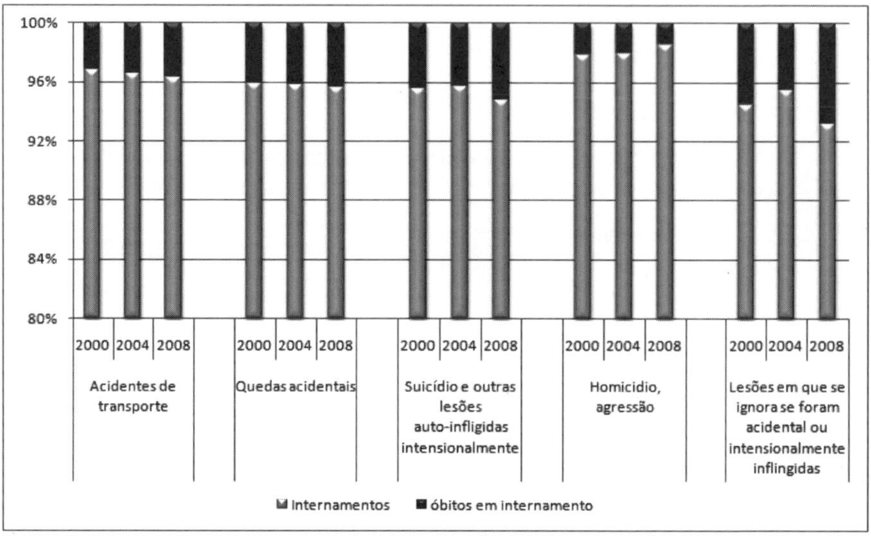

Fonte: Elaborado pelos autores com base nos dados dos GDH.

Os diagnósticos principais mais frequentes correspondem a doenças do aparelho circulatório, sendo o *cor pulmonale* agudo, o enfarte agudo do miocárdio, a disritmia e a insuficiência cardíaca, os mais comuns. Foram, ainda, identificados 82 registos com indicação de causa externa, dos quais 39% se referem a procedimentos médicos e cirúrgicos com causa de reacção anormal no paciente ou complicações tardias e 25% a quedas acidentais.

Em 3 autópsias, o diagnóstico principal manteve-se como sintomas, sinais, exames anormais e causas mal definidas.

2. Morrer com doença cardiovascular

> **Doença Isquémica Cardíaca (28 036 episódios de internamento em 2008):**
> * 20,5% dos internamentos por doenças do aparelho circulatório;
> * 15,2% dos óbitos em internamento;
> * Diminuição da taxa de letalidade intra-hospitalar (entre 2000 e 2008);
> * Mais internamentos aos 45-64 anos;
> * Mais óbitos em internamento aos 75-84 anos;
> * Mais internamentos de homens; letalidade superior nas mulheres;
> * Letalidade intra-hospitalar superior na Região de LVT;
> * Disritmia cardíaca, principal factor de risco de morte nos internados.
>
> **Acidente Vascular Cerebral (28 089 episódios de internamento em 2008):**
> * 20,5% dos internamentos por doenças do aparelho circulatório;
> * 38,8% dos óbitos em internamento hospitalar;
> * Diminuição da letalidade intra-hospitalar entre 2000 e 2008;
> * Mais internamentos e óbitos aos 75-84 anos;
> * Mais internamentos de homens; letalidade superior nas mulheres;
> * Letalidade intra-hospitalar superior na Região do Algarve;
> * Hipertensão, principal factor de risco de morte nos internados.

Entre 2000 e 2008, os episódios de internamento por doenças do aparelho circulatório registaram um aumento relativo de 14,5%, de 119424 para 136793, enquanto o número de óbitos de doentes internados registou uma ligeira diminuição (1,1%), assim como a taxa de letalidade intra-hospitalar (14,1%). Apesar de mais internamentos no sexo masculino, o número de óbitos e a taxa de letalidade intra-hospitalar foi sempre superior nas mulheres. Como seria expectável, a maior taxa de letalidade intra-hospitalar regista-se nos grupos de idade mais velhos.

Quadro 35
Episódios de internamento, óbitos e letalidade intra-hospitalar por doenças do aparelho circulatório (CID 9: 390-459), por grupo etário

	2000			2004			2008			Variação 2000-08 (%)		
	Int.	Óbts	Let. (%)	Int.	Óbts	Let. (%)	Int.	Óbts	Let. (%)	Int.	Óbts	Let. (%)
Total	119424	10960	9,2	131441	10803	8,2	136793	10836	7,9	14,5	-1,1	-14,1
Sexo												
H	63652	5421	8,5	67465	5233	7,8	70500	5196	7,4	10,8	-4,2	-12,9
M	55772	5539	9,9	63976	5570	8,7	66293	5640	8,5	18,9	1,8	-14,1
Grupo etário												
15-24	1093	22	2	1151	11	1	1100	19	1,7	0,6	-13,6	-15,0
25-44	9519	191	2	11556	192	1,7	11486	181	1,6	20,7	-5,2	-20,0
45-64	33675	1321	3,9	35569	1172	3,3	36614	1098	3	8,7	-16,9	-23,1
65-74	33636	2754	8,2	34237	2322	6,8	32640	1937	5,9	-3,0	-29,7	-28,0
75-84	30546	4247	13,9	36213	4515	12,5	38511	4254	11,1	26,1	0,2	-20,1
85+	10955	2425	22,1	12715	2591	20,4	16442	3347	20,4	50,1	38,0	-7,7

Fonte: ACSS, base de dados dos GDH.

Figura 31
Percentagem de episódios de internamento e de óbitos em internamento por doença isquémica cardíaca e acidente vascular cerebral

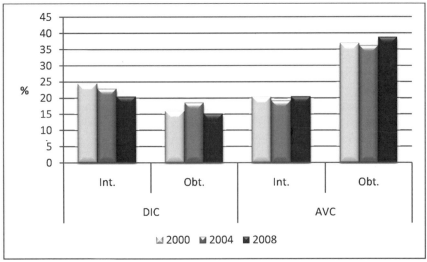

Fonte: Elaborado pelos autores com base nos dados dos GDH.

A Morte Hospitalar   103

Em 2008, os episódios de internamento por doença isquémica cardíaca (DIC) e por acidentes vasculares cerebrais (AVC) representam cerca de 40% de todos os internamentos por doenças do aparelho circulatório e os óbitos de internados por estas duas causas, 55% do total de óbitos registados por estas doenças.

QUADRO 36
**Episódios de internamento e de óbitos por doença isquémica cardíaca
(DIC) e acidente vascular cerebral (AVC)**

	2000				2004				2008			
	Int.		Óbts		Int.		Óbts		Int.		Óbts	
	n.º	%	n.º	%	n.º	%	n.º	%	n.º	%	n.º	%
D. ap. circ.	119424	100,0	10960	100,0	131441	100,0	10803	100,0	136793	100,0	10836	100,0
DIC	29309	24,5	1753	16,0	30096	22,9	2012	18,6	28036	20,5	1642	15,2
AVC	24340	20,4	4048	36,9	25221	19,2	3909	36,2	28089	20,5	4204	38,8

Fonte: ACSS, base de dados dos GDH.

Não obstante verificar-se que o DIC e AVC têm igual representatividade nos episódios de internamento por doenças do aparelho circulatório (2008: 20,5% para ambas), o AVC destaca-se como principal causa de morte (38,8%).

Doença Isquémica Cardíaca (DIC)

Sexo e grupo etário

Entre 2000 e 2008, registou-se uma ligeira diminuição no número de episódios de internamento por DIC (4,3%), de 29309 para 28036, embora o valor mais elevado se tenha verificado em 2004 (30096). Tendência semelhante foi identificada no número de óbitos de internados por esta doença, com um decréscimo relativo de 6,3%. Também na letalidade intra-hospitalar por DIC se verificou um aumento de 2000 (6,0%) para 2004 (6,7%) e uma redução em 2008 (5,9%), para níveis semelhantes aos iniciais.

Em todo o período analisado, o número total de episódios de internamento por DIC é o dobro nos homens (2008: 18914 do sexo masculino e 9122 do feminino). No entanto, no referente aos óbitos, os valores são próximos (2008: 896 óbitos no sexo masculino e 746 no feminino) o que resulta numa taxa de letalidade intra-hospitalar muito superior nas mulheres (8,2 e 4,7%, respectivamente).

Em relação aos grupos de idade, os episódios de internamento por DIC atingem o valor máximo dos 45 aos 64 anos (2008: 9623) e o mínimo dos 15 aos 24 (2008: 14). No entanto, entre 2000 e 2008, registaram-se aumentos no número de episódios de internamento dos 75 aos 84 e com mais de 85 anos. O número de óbitos de doentes internados por DIC é superior no grupo etário dos 75 aos 84 anos e, como seria expectável, nulo no grupo dos 15 aos 24 anos.

QUADRO 37

Episódios de internamento, óbitos e letalidade intra-hospitalar por doença isquémica cardíaca (CID 9: 410-414), por grupo etário

	2000			2004			2008			Variação 2000-2008 (%)		
	Int.	Óbts	Let. (%)	Int.	Óbts	Let. (%)	Int.	Óbts	Let. (%)	Int.	Óbts	Let. (%)
Total	29309	1753	6,0	30096	2012	6,7	28036	1642	5,9	-4,3	-6,3	-1,7
Sexo												
H	19733	952	4,8	19547	1040	5,3	18914	896	4,7	-4,2	-5,9	-2,1
M	9576	801	8,4	10549	972	9,2	9122	746	8,2	-4,7	-6,9	-2,4
Grupo etário												
15-24	17	1	5,9	10	0	0,0	14	0	0	-17,6	-	-
25-44	1392	21	1,5	1279	20	1,6	1132	18	1,6	-18,7	-14,3	6,7
45-64	11256	205	1,8	10324	226	2,2	9623	185	1,9	-14,5	-9,8	5,6
65-74	9647	529	5,5	9492	453	4,8	8317	334	4,0	-13,8	-36,9	-27,3
75-84	5621	660	11,7	7112	877	12,3	6936	664	9,6	23,4	0,6	-17,9
85+	1376	337	24,5	1879	436	23,2	2014	441	21,9	46,4	30,9	-10,6

Fonte: ACSS, base de dados dos GDH.

Entre 2000 e 2008, apenas o grupo dos doentes com 85 e mais anos registou um aumento (30,9%). A taxa de letalidade intra-hospitalar por DIC aumenta com a idade, atingindo o seu valor máximo aos 85 e mais anos (21,9%). No entanto, é nos mais velhos que se registam diminuições desta taxa enquanto, dos 25 aos 44 e dos 45 aos 64, se registaram ligeiros aumentos.

Analisando o sexo e o grupo etário, verifica-se que o número de internamentos por DIC no sexo masculino se revela bastante superior ao feminino nas idades mais baixas, mas, com o aumento da idade essa diferença vai-se esbatendo e aos 85 e mais anos, o número de episódios

A Morte Hospitalar

de internamento chega a ser superior nas mulheres. O mesmo padrão verifica-se nos óbitos de doentes internados por DIC. A letalidade intra--hospitalar por DIC apresenta valores mais elevados nas mulheres, em todos os grupos etários, com excepção dos 15-24 anos e 45-64 anos nos quais os valores são iguais aos dos homens.

QUADRO 38

Episódios de internamento, óbitos e letalidade intra-hospitalar por doença isquémica cardíaca (CID 9: 410-414), por sexo e grupo etário

	2000			2004			2008			Variação 2000-2008 (%)		
	Int.	Óbts	Let. (%)	Int.	Óbts	Let. (%)	Int.	Óbts	Let. (%)	Int.	Óbts	Let. (%)
Total	29309	1753	6,0	30096	2012	6,7	28036	1642	5,9	-4,3	-6,3	-1,7
Sexo												
H	19733	952	4,8	19547	1040	5,3	18914	896	4,7	-4,2	-5,9	-2,1
M	9576	801	8,4	10549	972	9,2	9122	746	8,2	-4,7	-6,9	-2,4
Grupo etário e Sexo												
15 - 24 anos												
H	13	1	7,7	9	0	0,0	12	0	0	-7,7	-	-
M	4	0	0,0	1	0	0,0	2	0	0	-50,0	-	-
25 - 44 anos												
H	1210	17	1,4	1095	17	1,6	948	14	1,5	-21,7	-17,6	7,1
M	182	4	2,2	184	3	1,6	184	4	2,2	1,1	-	-
45 - 64 anos												
H	8778	153	1,7	8045	161	2,0	7625	148	1,9	-13,1	-3,3	11,8
M	2478	52	2,1	2279	65	2,9	1998	37	1,9	-19,4	-28,8	-9,5
65 - 74 anos												
H	6232	321	5,2	6148	270	4,4	5627	210	3,7	-9,7	-34,6	-28,8
M	3415	208	6,1	3344	183	5,5	2690	124	4,6	-21,2	-40,4	-24,6
75 - 84 anos												
H	2973	335	11,3	3575	427	11,9	3881	357	9,2	30,5	6,6	-18,6
M	2648	325	12,3	3537	450	12,7	3055	307	10,1	15,4	-5,5	-17,9
85 e mais anos												
H	527	125	23,7	675	165	24,4	821	167	20,3	55,8	33,6	-14,3
M	849	212	25,0	1204	271	22,5	1193	274	23	40,5	29,2	-8,0

Fonte: ACSS, base de dados dos GDH.

FIGURA 32
**Episódios de internamento e óbitos por doença isquémica cardíaca
(CID 9: 410-414), segundo o sexo e grupo etário**

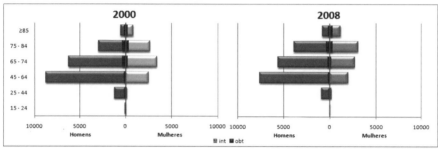

Fonte: Elaborado pelos autores com base nos dados dos GDH.

Local de residência

A tendência para a diminuição dos episódios de internamento por DIC verificada no Continente, entre 2000 e 2008, não se registou em todas as Regiões. Nas Regiões do Centro, Alentejo e Algarve houve mais internamentos e no Norte e Lisboa e Vale do Tejo decréscimos. Padrão semelhante foi identificado nos óbitos de doentes internados por DIC.

QUADRO 39
**Episódios de internamento, óbitos e letalidade intra-hospitalar
por doença isquémica cardíaca (CID 9: 410-414), por local de residência
(NUTS II, segundo o D.L. nº 317/99, de 11 de Agosto)**

	2000			2004			2008			Variação 2000-2008 (%)		
	Int.	Óbts	Let. (%)	Int.	Óbts	Let. (%)	Int.	Óbts	Let. (%)	Int.	Óbts	Let. (%)
Total	29309	1753	6,0	30096	2012	6,7	28036	1642	5,9	-4,3	-6,3	-1,7
Local de residência												
Norte	7763	419	5,4	7870	499	6,3	7572	406	5,4	-2,5	-3,1	0,0
Centro	4166	243	5,8	5017	272	5,4	4776	265	5,5	14,6	9,1	-5,2
LVT	13793	880	6,4	13740	1020	7,4	11711	755	6,4	-15,1	-14,2	0,0
Alentejo	1992	108	5,4	1916	125	6,5	2158	116	5,4	8,3	7,4	0,0
Algarve	1093	76	7,0	1249	82	6,6	1429	83	5,8	30,7	9,2	-17,1
Desconhecido	502	27	5,4	304	14	4,6	390	17	4,4	-22,3	-37,0	-18,5

Fonte: ACSS, base de dados dos GDH.

Relativamente à taxa de letalidade intra-hospitalar, os menores valores verificaram-se no Norte e Alentejo (5,4% para ambos) e os mais elevados em Lisboa e Vale do Tejo (6,4%). Entre 2000 e 2008, identificaram-se diminuições relativas da taxa de letalidade intra-hospitalar no Algarve (17,1%) e no Centro (5,2%) enquanto as outras Regiões mantêm valores constantes.

A taxa de letalidade intra-hospitalar por DIC tende a ser superior nas NUTS do interior e na Grande Lisboa. Em 2008, o valor máximo verificou-se na Beira Interior Sul (10,0%) e o mínimo no Cávado (3,6%). Entre 2000 e 2008, 16 das 28 NUTS III registaram diminuições da taxa de letalidade intra-hospitalar.

FIGURA 33
Letalidade intra-hospitalar por doença isquémica cardíaca (CID 9: 410-414), segundo o local de residência (NUTS III)

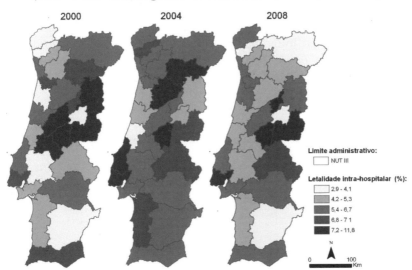

Fonte: Elaborado pelos autores com base nos dados dos GDH.

Local de internamento

Entre 2000 e 2008, os hospitais da Região de Saúde do Algarve registaram o maior crescimento relativo no número de episódios de internamento por DIC (60,2%) e no número de óbitos de doentes internados por esta doença (14,9%). Por oposição, a Região de Lisboa e Vale do Tejo regista o maior decréscimo, tanto em episódios de internamento (13,4%) como em óbitos (14,3%).

QUADRO 40
Episódios de internamento, óbitos e letalidade intra-hospitalar por doença isquémica cardíaca (CID 9: 410-414), por local de internamento

	2000			2004			2008			Variação 2000-2008 (%)		
	Int.	Óbts	Let. (%)	Int.	Óbts	Let. (%)	Int.	Óbts	Let. (%)	Int.	Óbts	Let. (%)
Total	29309	1753	6,0	30096	2012	6,7	28036	1642	5,9	-4,3	-6,3	-1,7
Local de internamento (Região de Saúde)											
Norte	7679	415	5,4	7550	479	6,3	7373	401	5,4	-4,0	-3,4	0,0
Centro	4774	261	5,5	5437	305	5,6	5078	279	5,5	6,4	6,9	0,0
LVT	14537	908	6,2	14468	1046	7,2	12583	778	6,2	-13,4	-14,3	0,0
Alentejo	1380	95	6,9	1391	101	7,3	1498	99	6,6	8,6	4,2	-4,3
Algarve	939	74	7,9	1250	81	6,5	1504	85	5,7	60,2	14,9	-27,8

Fonte: ACSS, base de dados dos GDH.

A taxa de letalidade intra-hospitalar regista ligeiras oscilações em todas as Regiões ao longo dos anos analisados, com excepção do Alentejo e Algarve, onde se verifica, respectivamente, uma diminuição de 4,3% e 27,8%.

FIGURA 34
Letalidade intra-hospitalar por doença isquémica cardíaca (CID 9: 410-414), por local de internamento

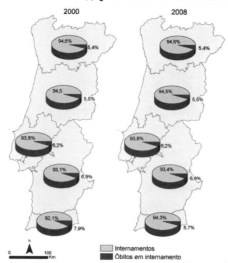

Fonte: Elaborado pelos autores com base nos dados dos GDH.

A Morte Hospitalar   109

Os quadros seguintes (41 e 42) mostram as características demográficas e clínicas que determinaram o internamento e o óbito por doença isquémica cardíaca, em 2008, em homens e mulheres.

QUADRO 41
**Internamento masculino (com alta hospitalar ou óbito)
por doença isquémica cardíaca (CID 9: 410-414)**

	Internamento e alta	Óbito
Mediana das idades	66	77
Principais diagnósticos associados		
1.º	Hipertensão arterial	Disritmia
2.º	Alterações lipídicas	Hipertensão arterial
3.º	Outras formas de DIC	Diabetes
4.º	Diabetes	Outras formas de DIC
5.º	Outros estados pós-cirúrgicos	Insuficiência cardíaca

Fonte: Elaborado pelos autores com base nos dados dos GDH.

QUADRO 42
**Internamento feminino (com alta hospitalar ou óbito)
por doença isquémica cardíaca (CID 9: 410-414)**

	Internamento e alta	Óbito
Mediana das idades	73	82
Principais diagnósticos associados		
1.º	Hipertensão arterial	Disritmia
2.º	Alterações lipídicas	Diabetes
3.º	Diabetes	Hipertensão arterial
4.º	Outras formas de DIC	Insuficiência cardíaca
5.º	Outros estados pós-cirúrgicos	Outras formas de DIC

Fonte: Elaborado pelos autores com base nos dados dos GDH.

Acidente Vascular Cerebral (AVC)

Sexo e grupo etário

O número de episódios de internamento hospitalar por Acidente Vascular Cerebral (AVC) registou um aumento relativo de 15,4% entre 2000 e 2008, de 24340 para 28089. No mesmo período, também o número de óbitos de doentes internados aumentou (3,9%), tendo sido registados 4048 óbitos em 2000 e 4204 em 2008. Verificou-se, no mesmo período, uma diminuição relativa da taxa de letalidade intra-hospitalar de 9,6%, atingindo os 15%, em 2008.

O número de episódios de internamento por AVC é ligeiramente superior nos homens, (14386 em homens e 13703 em mulheres). No entanto, foram identificados mais óbitos de doentes do sexo feminino do que do masculino (2171 e 2033, respectivamente). Neste sentido, a taxa de letalidade intra-hospitalar é superior nas mulheres (15,8 e 14,1%, respectivamente).

Tanto os episódios de internamento como os óbitos de internados por AVC aumentam com a idade, atingindo o valor máximo aos 75 aos 84 anos (2008: 10132 e 1631, respectivamente).

QUADRO 43

Episódios de internamento, óbitos e letalidade intra-hospitalar por acidente vascular cerebral (CID 9: 430-438), por grupo etário

	2000			2004			2008			Variação 2000-2008 (%)		
	Int.	Óbts	Let. (%)	Int.	Óbts	Let. (%)	Int.	Óbts	Let. (%)	Int.	Óbts	Let. (%)
Total	24340	4048	16,6	25221	3909	15,5	28089	4204	15,0	15,4	3,9	-9,6
Sexo												
H	12411	2005	16,2	12804	1880	14,7	14386	2033	14,1	15,9	1,4	-13,0
M	11929	2043	17,1	12417	2029	16,3	13703	2171	15,8	14,9	6,3	-7,6
Grupo etário												
15-24	78	6	7,7	65	5	7,7	52	5	9,6	-33,3	-	-
25-44	833	92	11,0	803	84	10,5	807	91	11,3	-3,1	-1,1	2,7
45-64	5123	616	12,0	4996	548	11,0	5321	507	9,5	3,9	-17,7	-20,8
65-74	7239	1035	14,3	7085	918	13,0	7095	806	11,4	-2,0	-22,1	-20,3
75-84	8199	1574	19,2	8952	1558	17,4	10132	1631	16,1	23,6	3,6	-16,1
85+	2868	725	25,3	3320	796	24,0	4682	1164	24,9	63,2	60,6	-1,6

Fonte: ACSS, base de dados dos GDH.

A tendência de aumento do número de episódios de internamento registada para o conjunto das idades, entre 2000 e 2008, não se verifica de igual modo quando analisados os grupos etários isoladamente. Aos 45-64 anos, 75-84 anos e 85 e mais anos, encontram-se aumentos relativos (3,9%, 23,6% e 63,2%, respectivamente) mas as restantes decresceram. Também os óbitos de internados por AVC aumentaram nos mais idosos (75-84 anos e 85 e mais anos: 3,6% e 63,2%, respectivamente) e diminuíram nas

A Morte Hospitalar

restantes. Na taxa de letalidade intra-hospitalar, verificou-se uma diminuição em todos os grupos etários, com excepção dos 25 aos 44 anos que apresenta um aumento relativo de 2,7%.

Genericamente, o número de episódios de internamento por AVC é superior nos homens, excepto aos 75-84 e 85 e mais anos, com mais episódios de mulheres. O número de óbitos de internados segue o mesmo padrão, tendo-se verificado mais óbitos em internados masculinos nas idades mais baixas e óbitos femininos nas duas mais altas. A taxa de letalidade intra-hospitalar apresenta um comportamento mais irregular. Em 2008, nos grupos etários dos 15-24, 24-44 e 75-84 anos a taxa é superior nos homens e no dos 45-64, 65-74 e 85 e mais anos é superior nas mulheres.

QUADRO 44
Episódios de internamento, óbitos e letalidade intra-hospitalar por acidente vascular cerebral (CID 9: 430-438), por sexo e grupo etário

	2000			2004			2008			Variação 2000-2008 (%)		
	Int.	Óbts	Let. (%)	Int.	Óbts	Let. (%)	Int.	Óbts	Let. (%)	Int.	Óbts	Let. (%)
Total	24340	4048	16,6	25221	3909	15,5	28089	4204	15	15,4	3,9	-9,6
Género												
H	12411	2005	16,2	12804	1880	14,7	14386	2033	14,1	15,9	1,4	-13,0
M	11929	2043	17,1	12417	2029	16,3	13703	2171	15,8	14,9	6,3	-7,6
Grupo etário e Sexo												
15 - 24 anos												
H	43	3	7,0	34	2	5,9	31	3	9,7	-27,9	-	-
M	35	3	8,6	31	3	9,7	21	2	9,5	-40,0	-	-
25 - 44 anos												
H	474	50	10,5	435	51	11,7	441	60	13,6	-7,0	20,0	29,5
M	359	42	11,7	368	33	9,0	366	31	8,5	1,9	-26,2	-27,4
45 - 64 anos												
H	3224	386	12,0	3118	353	11,3	3559	336	9,4	10,4	-13,0	-21,7
M	1899	230	12,1	1878	195	10,4	1762	171	9,7	-7,2	-25,7	-19,8
65 - 74 anos												
H	4069	591	14,5	4142	535	12,9	4212	475	11,3	3,5	-19,6	-22,1
M	3170	444	14,0	2943	383	13,0	2883	331	11,5	-9,1	-25,5	-17,9
75 - 84 anos												
H	3688	749	20,3	3986	676	17,0	4618	782	16,9	25,2	4,4	-16,7
M	4511	825	18,3	4966	882	17,8	5514	849	15,4	22,2	2,9	-15,8
85 e mais anos												
H	913	226	24,8	1089	263	24,2	1525	377	24,7	67,0	66,8	-0,4
M	1955	499	25,5	2231	533	23,9	3157	787	24,9	61,5	57,7	-2,4

Fonte: ACSS, base de dados dos GDH.

Entre 2000 e 2008, o número de episódios de internamento por AVC diminuiu para ambos os sexos no grupo etários dos 15 aos 24 anos; diminuiu no sexo masculino e aumentou no feminino no grupo dos 25 aos 44 anos; aumentou para os homens e diminuiu para as mulheres nos grupos dos 45 aos 64 e dos 65 aos 74 anos; aumentou em ambos os sexos nos últimos dois grupos (75-84 anos e 85 e mais anos).

De 2000 para 2008, e em ambos os sexos, os óbitos de internados por AVC acima dos 75 anos aumentaram e nos grupos intermédios (45-64 e 65-74 anos) diminuíram. Nos adultos jovens (25-44 anos) registou-se aumento do número de óbitos em internados masculinos e uma diminuição nos femininos.

FIGURA 35
Episódios de internamento e óbitos por acidente vascular cerebral (CID 9: 430-438), por sexo e grupo etário

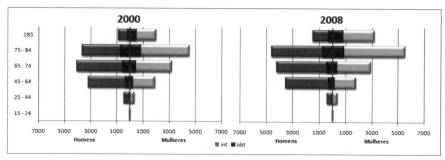

Fonte: ACSS, base de dados dos GDH.

A variação da taxa de letalidade intra-hospitalar por AVC revela uma diminuição, entre 2000 e 2008, em todas as classes etárias em ambos os sexos, à excepção da classe dos 15 aos 24 anos na qual se verificou um aumento da letalidade em internados masculinos.

Local de residência

A tendência de aumento do número de episódios de internamento por AVC, que se registou no Continente entre 2000 e 2008, verificou-se, também, em todas as Regiões, oscilando os valores entre 136,9% no Algarve e 3,0% no Centro.

QUADRO 45
Episódios de internamento, óbitos e letalidade intra-hospitalar por acidente vascular cerebral (CID 9: 430-438), segundo o local de residência (NUTS II, segundo o D.L. nº 317/99, de 11 de Agosto)

	2000			2004			2008			Variação 2000-2008 (%)		
	Int.	Óbts	Let. (%)	Int.	Óbts	Let. (%)	Int.	Óbts	Let. (%)	Int.	Óbts	Let. (%)
Total	24340	4048	16,6	25221	3909	15,5	28089	4204	15,0	15,4	3,9	-9,6
Local de residência												
Norte	8683	1331	15,3	8930	1296	14,5	9216	1288	14,0	6,1	-3,2	-8,5
Centro	5553	1070	19,3	5907	914	15,5	5720	944	16,5	3,0	-11,8	-14,5
LVT	7875	1260	16,0	8006	1289	16,1	10042	1473	14,7	27,5	16,9	-8,1
Alentejo	1637	278	17,0	1781	294	16,5	1835	277	15,1	12,1	-0,4	-11,2
Algarve	434	81	18,7	461	95	20,6	1028	183	17,8	136,9	125,9	-4,8
Desconhecido	158	28	17,7	136	21	15,4	248	39	15,7	57,0	39,3	-11,3

Fonte: ACSS, base de dados dos GDH.

A evolução do número de óbitos de internados por AVC nas Regiões foi mais irregular, com aumentos em Lisboa e Vale do Tejo e Algarve (16,9% e 125,9%, respectivamente) e decréscimos no Norte (3,2%), Centro (11,8%) e Alentejo (0,4%).

A taxa de letalidade intra-hospitalar por AVC diminuiu, entre 2000 e 2008, em todas as Regiões, registando-se o máximo decréscimo relativo no Centro (14,5%) e o mínimo no Algarve (4,8%).

Tendencialmente a letalidade intra-hospitalar por AVC é superior nas NUTS do interior e no Algarve. Em 2008, a NUTS III Beira Interior Norte registou o valor mais elevado (24,8%) e a Cova da Beira o mais baixo (9,6%). De 2000 para 2008 registaram-se diminuições na taxa de letalidade intra-hospitalar em 21 das 28 NUTS III.

Figura 36
**Letalidade intra-hospitalar por acidente vascular cerebral
(CID 9: 430-438), segundo o local de residência (NUTS III)**

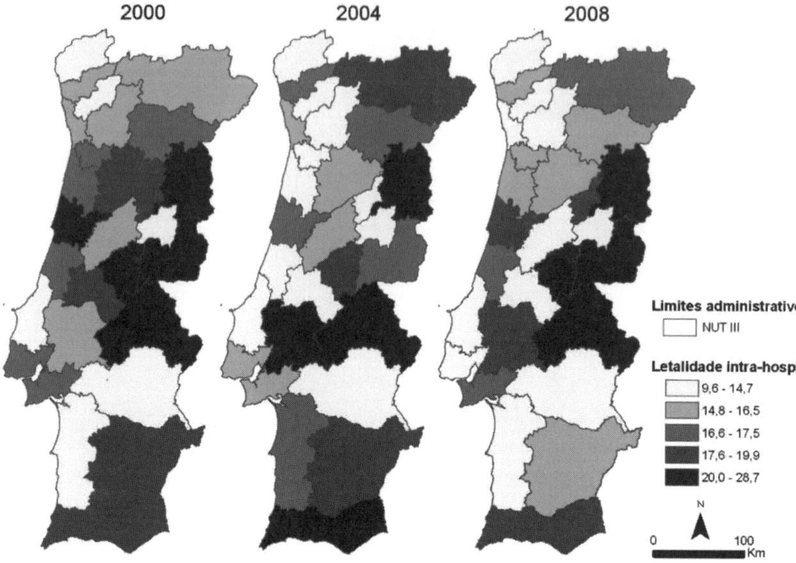

Fonte: Elaborado pelos autores com base nos dados dos GDH.

Local de internamento

Entre 2000 e 2008, registaram-se aumentos no número de episódios de internamento por AVC nos hospitais de todas as Regiões de Saúde, oscilando os valores entre os 1,7% no Centro e os 191,4% no Algarve.

A tendência de aumento no número de óbitos de internados por esta doença, que se identificou no Continente, não se replica para todas as Regiões de Saúde uma vez que no Norte e no Centro se verificam diminuições (3,9% e 11,1%, respectivamente). Os aumentos relativos variam entre 142,1% no Algarve e 13,7% em Lisboa e Vale do Tejo.

A taxa de letalidade intra-hospitalar por AVC diminuiu nos hospitais de todas as Regiões de Saúde. O valor máximo registou-se no Algarve (-16,9%) e o menor no Alentejo (-8,2%).

QUADRO 46
Episódios de internamento, óbitos e letalidade intra-hospitalar por acidente vascular cerebral (CID 9: 430-438), segundo o local de internamento

	2000			2004			2008			Variação 2000-2008 (%)		
	Int.	Óbts	Let. (%)	Int.	Óbts	Let. (%)	Int.	Óbts	Let. (%)	Int.	Óbts	Let. (%)
Total	24340	4048	16,6	25221	3909	15,5	28089	4204	15	15,4	3,9	-9,6
Local de internamento (Região de Saúde)												
Norte	8481	1309	15,4	8700	1257	14,4	9056	1258	13,9	6,8	-3,9	-9,9
Centro	5844	1090	18,7	6210	970	15,6	5944	969	16,3	1,7	-11,1	-12,6
LVT	8464	1375	16,2	8474	1361	16,1	10559	1564	14,8	24,8	13,7	-8,9
Alentejo	1204	198	16,4	1446	233	16,1	1519	229	15,1	26,2	15,7	-8,2
Algarve	347	76	21,9	391	88	22,5	1011	184	18,2	191,4	142,1	-16,9

Fonte: ACSS, base de dados dos GDH.

FIGURA 37
Letalidade intra-hospitalar, por acidente vascular cerebral (CID 9: 430-438), segundo o local de internamento

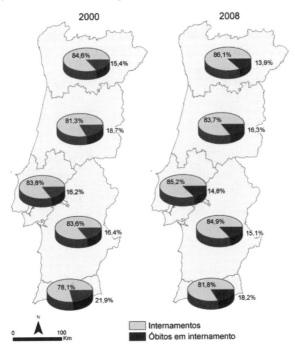

Fonte: Elaborado pelos autores com base nos dados dos GDH.

Os quadros seguintes (47 e 48) mostram as características demográficas e clínicas que determinaram o internamento e o óbito por acidente vascular cerebral, em 2008, em homens e mulheres.

QUADRO 47
Internamento masculino (com alta hospitalar ou óbito) por acidente vascular cerebral (CID 9: 430-438)

	Internamento e alta	Óbito
Mediana das idades	72	76
Principais diagnósticos associados		
1.º	Hipertensão arterial	Hipertensão arterial
2.º	Alterações lipídicas	Disritmia
3.º	Diabetes	Diabetes
4.º	Disritmia	Sintomas gerais
5.º	Sequelas de DCV	Sequelas de DCV

Fonte: ACSS, base de dados dos GDH.

QUADRO 48
Internamento feminino (com alta hospitalar ou óbito) por acidente vascular cerebral (CID 9: 430-438)

	Internamento e alta	Óbito
Mediana das idades	77	82
Principais diagnósticos associados		
1.º	Hipertensão arterial	Hipertensão arterial
2.º	Alterações lipídicas	Disritmia
3.º	Diabetes	Diabetes
4.º	Disritmia	Sintomas gerais
5.º	Sequelas de DCV	Alterações do fluído electrolítico

Fonte: ACSS, base de dados dos GDH.

3. Morrer com doença oncológica

Tumor maligno da mama feminina (7112 episódios de internamento em 2008):
- 9,7% dos internamentos por tumores malignos;
- 3,6% dos óbitos em internamento hospitalar;
- Aumento dos internamentos (32,9%) e diminuição da letalidade intra--hospitalar (39,5%) entre 2000 e 2008;
- Mais internamentos e óbitos aos 45-64 anos;
- Maior taxa de letalidade intra-hospitalar aos 85 e mais anos;
- Letalidade intra-hospitalar superior na Região do Alentejo;

Tumor maligno do colo do útero (1006 episódios de internamento em 2008):
- 1,4% dos internamentos por tumores malignos;
- 1,0% dos óbitos em internamento hospitalar;
- Diminuição dos internamentos (3,5%) e aumento da letalidade intra--hospitalar (1,9%) entre 2000 e 2008;
- Mais internamentos e óbitos aos 45-64 anos;
- Maior taxa de letalidade intra-hospitalar no grupo 75-84 anos;
- Letalidade intra-hospitalar superior na Região do Algarve;

Tumor maligno do cólon e recto (9137 episódios de internamento em 2008):
- 12,4% dos internamentos por tumores malignos;
- 13,1% dos óbitos em internamento hospitalar;
- Aumento do número de internamentos (17%) e da letalidade intra--hospitalar (16,9%) entre 2000 e 2008;
- Mais internamentos aos 65-74 anos;
- Mais óbitos aos 75-84 anos e aumento da taxa de letalidade intra--hospitalar com a idade;
- Letalidade intra-hospitalar superior na Região do Alentejo;

Tumor maligno da próstata (3135 episódios de internamento em 2008):
- 4,3% dos internamentos hospitalares por tumores malignos;
- 4,3% dos óbitos em internamento hospitalar;
- Aumento da letalidade intra-hospitalar (13,1%) entre 2000 e 2008;

> - Mais internamentos aos 65-74 anos;
> - Mais óbitos em internamento aos 75-84 anos;
> - Letalidade intra-hospitalar superior na Região do Alentejo;
>
> **Tumor maligno da traqueia, brônquios e pulmão (4964 episódios de internamento em 2008):**
> - Representa 6,8% dos internamentos hospitalares por tumores malignos e 15,5% dos óbitos em internamento hospitalar;
>   - Aumento da taxa de letalidade intra-hospitalar (26,7%) entre 2000 e 2008;
>   - Mais internamentos de homens, mas aumento do número de internamentos mais elevado para as mulheres;
>   - Mais internamentos e óbitos no grupo 45-64 anos;
>   - Maior taxa de letalidade intra-hospitalar no grupo 75-84 anos;
>   - Letalidade intra-hospitalar superior na Região do Alentejo;
>
> As metástases são o principal factor de risco de morte em internamento.

Entre 2000 e 2008, o número de episódios de internamento hospitalar por tumores malignos registou um aumento relativo de 31,0%, evoluindo dos 56050 para os 73413 internamentos. De igual modo, verificou-se um aumento no número de óbitos de doentes internados de 27,2% (de 8227 para 10465). Por seu turno, a taxa de letalidade intra-hospitalar por esta doença diminuiu de 2000 para 2004, ano em que atingiu o valor mais baixo (14,1%), mas aumentou ligeiramente em 2008 (14,3%), apresentando, ainda assim, valores inferiores aos registados inicialmente.

Analisando a distribuição dos episódios de internamento e óbitos por grupo etário, verifica-se que ambos os eventos apresentam os máximos valores aos 45-64 anos. Já a taxa de letalidade intra-hospitalar apresenta um comportamento diferente, aumentando com a idade e registando o valor máximo aos 85 e mais anos.

A Morte Hospitalar

QUADRO 49

Episódios de internamento, óbitos e letalidade intra-hospitalar por tumores malignos (CID 9: 140 – 208), por grupo etário

	2000			2004			2008			Variação 2000-08 (%)		
	Int.	Óbts	Let. (%)	Int.	Óbts	Let. (%)	Int.	Óbts	Let. (%)	Int.	Óbts	Let. (%)
Total	56050	8227	14,7	67360	9529	14,1	73413	10465	14,3	31,0	27,2	-2,9
Sexo												
H	30193	4856	16,1	35607	5636	15,8	38298	6312	16,5	26,8	30,0	2,5
M	25857	3371	13,0	31753	3893	12,3	35115	4153	11,8	35,8	23,2	-9,3
Grupo etário												
15-24	867	61	7,0	882	55	6,2	688	43	6,3	-20,6	-29,5	-11,2
25-44	5009	497	9,9	6051	484	8,0	6063	436	7,2	21,0	-12,3	-27,5
45-64	19715	2544	12,9	22909	2764	12,1	25171	3088	12,3	27,7	21,4	-4,9
65-74	16682	2536	15,2	19294	2892	15,0	19615	2849	14,5	17,6	12,3	-4,5
75-84	11114	1968	17,7	14817	2606	17,6	17162	3085	18,0	54,4	56,8	1,5
85+	2663	621	23,3	3407	728	21,4	4714	964	20,4	77,0	55,2	-12,3

Fonte: ACSS, base de dados dos GDH.

O número de episódios de internamento por tumores malignos aumentou em todas os grupos etários, excepto no dos 15 aos 24 anos, onde se verificou uma diminuição relativa de 20,6%. O aumento mais expressivo verificou-se na classe com 85 e mais anos (77,0%).

O número de óbitos de doentes internados registou um decréscimo nos grupos etários mais jovens (15-24 anos: 29,5% e 25-44 anos: 12,3%) e um aumento nos restantes.

A taxa de letalidade intra-hospitalar decresceu em todos os grupos etários, com excepção dos 75 aos 84 anos (1,5%). Nas restantes classes etárias destaque para o grupo dos 25 aos 44 anos que apresenta a maior diminuição (27,5%).

Em 2008, o número de internamentos por tumores malignos rastreáveis – mama feminina, colo do útero e cólon e recto – representam, em conjunto, cerca de 23% de todos os internamentos por tumores malignos e cerca de 17% de todos os óbitos de doentes internados por esta doença.

FIGURA 38
Episódios de internamento e de óbitos por tumores malignos seleccionados (%), no total de tumores malignos

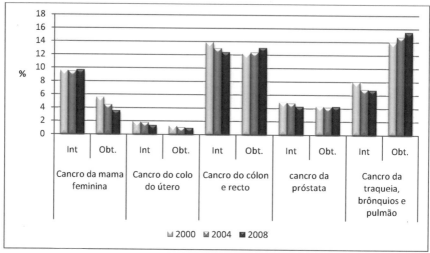

Fonte: ACSS, base de dados dos GDH.

QUADRO 50
Episódios de internamento e óbitos por tipo de tumores malignos

	2000					2004					2008				
	Int.		Óbts		Int.		Óbts		Int.		Óbts	
	n.º	%	n.º	%	n.º	%	n.º	%	n.º	%	n.º	%
Tumores malignos	56050	100,0	8227	100,0	67360	100,0	9529	100,0	73413	100,0	10465	100,0
TM mama fem.	5353	9,6	464	5,6	6426	9,5	427	4,5	7112	9,7	373	3,6
TM colo útero	1042	1,9	103	1,3	1211	1,8	105	1,1	1006	1,4	105	1,0
TM cólon, recto	7811	13,9	1004	12,2	8741	13,0	1181	12,4	9137	12,4	1373	13,1
TM próstata	2770	4,9	353	4,3	3206	4,8	403	4,2	3135	4,3	452	4,3
Tm traqueia, brônquios, pulmão	4483	8,0	1153	14,0	4639	6,9	1414	14,8	4964	6,8	1618	15,5

Fonte: ACSS, base de dados dos GDH.

A contribuição de cada um dos tumores rastreáveis para o total de tumores malignos é, no entanto, desigual. O tumor maligno do cólon e recto é o mais frequente e representa, em 2008, 12,4% dos episódios de internamento e 13,1% dos óbitos; o tumor maligno do colo do útero contribui para 1,4% dos episódios de internamento e 1% dos óbitos; o tumor maligno da mama feminina constitui 9,7% dos episódios de internamento e 3,6% dos óbitos.

Tumor maligno da mama feminina

Entre 2000 e 2008, registou-se um aumento relativo do número de episódios de internamento hospitalar por tumor maligno da mama feminina de 32,9% e uma diminuição do número de óbitos de doentes internados (19,6%) e da taxa de letalidade intra-hospitalar (39,5%).

A tendência de aumento do número de episódios de internamento por tumor maligno da mama feminina identificada anteriormente para o total dos casos analisados manifesta-se, também, em todas as classes etárias, com especial relevo no grupo dos 75-84 (50,2%). Já a tendência de decréscimo no número de óbitos de mulheres internadas não se verificou aos 75-84 e 85 e mais anos. A taxa de letalidade intra-hospitalar registou uma evolução positiva, entre 2000 e 2008, decrescendo em todos os grupos etários.

QUADRO 51

Episódios de internamento, óbitos e letalidade intra-hospitalar por tumor maligno da mama feminina (CID 9: 174), por grupo etário

	2000			2004			2008			Variação 2000-2008 (%)		
	Int.	Óbts	Let. (%)	Int.	Óbts	Let. (%)	Int.	Óbts	Let. (%)	Int.	Óbts	Let. (%)
Total	5353	464	8,7	6426	427	6,6	7112	373	5,2	32,9	-19,6	-39,5
Grupo etário												
15-24	11	0	-	9	1	-	15	1	-	36,4	-	-
25-44	758	56	7,4	1017	53	5,2	1060	27	2,5	39,8	-51,8	-65,5
45-64	2591	217	8,4	3020	177	5,9	3391	158	4,7	30,9	-27,2	-44,4
65-74	1211	105	8,7	1444	104	7,2	1475	78	5,3	21,8	-25,7	-39,0
75-84	648	64	9,9	795	76	9,6	973	86	8,8	50,2	34,4	-10,5
85+	134	22	16,4	141	16	11,3	198	23	11,6	47,8	4,5	-29,2

Fonte: ACSS, base de dados dos GDH.

Analisando a distribuição e evolução (2000-2008) nas Regiões (NUTS II), verifica-se que o número de episódios de internamento por tumor maligno da mama feminina aumentou em todas as NUTS II, tendo o Norte quase duplicado os valores (2000: 1140; 2008: 2172). A evolução do número de óbitos em mulheres internadas por esta doença, nas diferentes Regiões, foi muito assimétrica: aumentou no Centro, manteve-se no Norte e diminuiu nas restantes. A taxa de letalidade intra-hospitalar apresenta uma evolução positiva em todas as Regiões, com decréscimos entre os 47,5% (Norte) e os 7,6% (Centro).

QUADRO 52

Episódios de internamentos, óbitos e letalidade intra-hospitalar por tumor maligno da mama feminina (CID 9: 174), por local de residência (NUTS II, o D.L. nº 317/99, 11 Agosto)

	2000			2004			2008			Variação 2000-08 (%)		
	Int.	Óbts	Let. (%)	Int.	Óbts	Let. (%)	Int.	Óbts	Let. (%)	Int.	Óbts	Let. (%)
Total	5353	464	8,7	6426	427	6,6	7112	373	5,2	32,9	-19,6	-39,5
Local de residência												
Norte	1140	74	6,5	1364	67	4,9	2172	74	3,4	90,5	0,0	-47,5
Centro	1047	69	6,6	1294	100	7,7	1149	70	6,1	9,7	1,4	-7,6
LVT	2105	225	10,7	2248	177	7,9	2677	165	6,2	27,2	-26,7	-42,3
Alentejo	315	40	12,7	363	23	6,3	376	28	7,4	19,4	-30,0	-41,4
Algarve	192	17	8,9	241	11	4,6	314	16	5,1	63,5	-5,9	-42,5
Desconhecido	554	39	7,0	916	49	5,3	424	20	4,7	-23,5	-48,7	-33,0

Fonte: ACSS, base de dados dos GDH.

Figura 39
Letalidade intra-hospitalar por tumor maligno da mama feminina (CID9: 174), segundo o local de residência (NUTS III)

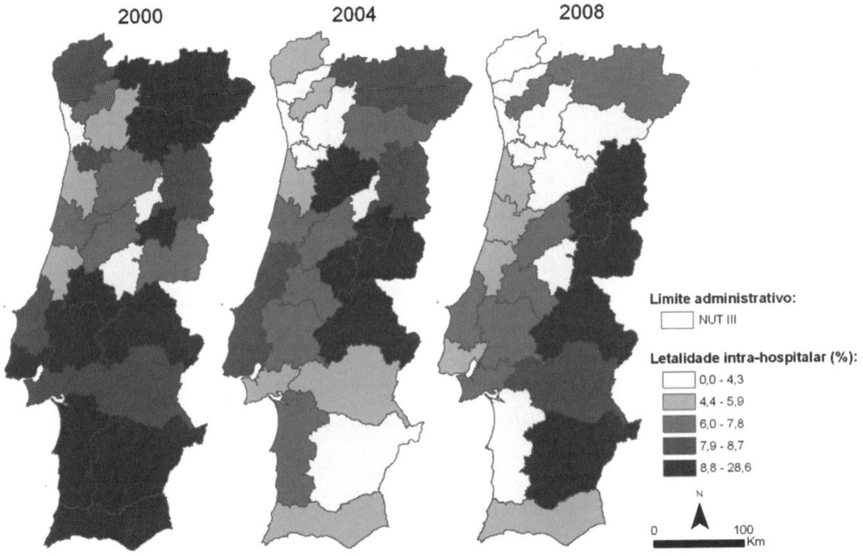

2000   2004   2008

Limite administrativo:
- NUT III

Letalidade intra-hospitalar (%):
- 0,0 - 4,3
- 4,4 - 5,9
- 6,0 - 7,8
- 7,9 - 8,7
- 8,8 - 28,6

N

0   100 Km

Fonte: Elaborado pelos autores com base nos dados dos GDH.

A taxa de letalidade intra-hospitalar tende a ser superior nas NUTS III do interior. Em 2008, o valor mais elevado registou-se na NUTS III da Cova da Beira (15,2%) e o mais baixo na Entre Douro e Vouga (1,8%).

Entre 2000 e 2008, apenas três NUTS III registaram aumentos na taxa de letalidade intra-hospitalar, enquanto as restantes vinte e cinco registaram uma evolução positiva (decréscimo).

Quando analisados os eventos – internamentos e óbitos – por local de internamento (Região de Saúde), verifica-se que a tendência de evolução entre 2000 e 2008 é muito semelhante à já analisada segundo o local de residência. Os episódios de internamento aumentaram em todas as Regiões de Saúde; o número de óbitos decresceu no Norte, LVT e Alentejo.

QUADRO 53
Episódios de internamento, óbitos e letalidade intra-hospitalar por tumor maligno da mama feminina (CID 9: 174), por local de internamento

	2000			2004			2008			Variação 2000-08 (%)		
	Int.	Óbts	Let. (%)	Int.	Óbts	Let. (%)	Int.	Óbts	Let. (%)	Int.	Óbts	Let. (%)
Total	5353	464	8,7	6426	427	6,6	7112	373	5,2	32,9	-19,6	-39,5
Local de internamento (Região de Saúde)												
Norte	1653	107	6,5	2224	114	5,1	2481	85	3,4	50,1	-20,6	-47,1
Centro	1171	75	6,4	1423	102	7,2	1282	77	6,0	9,5	2,7	-6,2
LVT	2147	237	11,0	2284	185	8,1	2772	169	6,1	29,1	-28,7	-44,8
Alentejo	220	31	14,1	276	15	5,4	283	27	9,5	28,6	-12,9	-32,3
Algarve	162	14	8,6	219	11	5,0	294	15	5,1	81,5	7,1	-41,0

Fonte: ACSS, base de dados dos GDH.

De 2000 para 2008, a taxa de letalidade intra-hospitalar decresceu em todas as Regiões, com especial relevância no Norte (47,1%), LVT (44,8%) e Algarve (41%).

FIGURA 40
Letalidade intra-hospitalar por tumor maligno da mama feminina (CID 9: 174), segundo o local de internamento

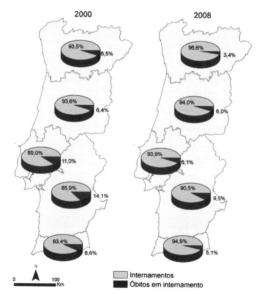

Fonte: Elaborado pelos autores com base nos dados dos GDH.

A Morte Hospitalar 125

O quadro 54 mostra as características demográficas e clínicas que determinaram o internamento e o óbito por tumor maligno da mama feminina, em 2008.

QUADRO 54
**Internamento (com alta hospitalar ou óbito)
por tumor maligno da mama feminina (CID 9: 174)**

	Internamento com alta hospitalar	Óbito
Mediana das idades	59	65
Principais diagnósticos associados		
1.º	Hipertensão arterial	TM sec. sist. digestivo e respiratório
2.º	TM sec. e não espec. gânglios linfáticos	TM sec. outras localizações específicas
3.º	Diabetes	Diabetes
4.º	TM sec. outras localizações específicas	Convalescença e cuidados paliativos
5.º	TM sec. sist. respiratório e digestivo	TM sec. e não espec. gânglios linfáticos

Tumor maligno do colo do útero

O número de episódios de internamento por tumor maligno do colo do útero oscilou ao longo dos anos, tendo aumentado entre 2000 e 2004 e posteriormente diminuído em 2008 para valores inferiores aos que foram registados inicialmente. O número de óbitos de mulheres internadas por esta doença aumentou ligeiramente de 2000 para 2004 e manteve o mesmo valor em 2008.

A taxa de letalidade intra-hospitalar aumentou globalmente entre 2000 e 2008 (5,6%) mas o valor mais baixo registou-se em 2004.

A desagregação dos episódios de internamento e dos óbitos de internados por tumor maligno do colo do útero por classe etária destaca os 45 aos 64 anos, pelos valores mais elevados. Por seu lado, é nos grupos etários extremos (15-24 anos e 85 e mais anos) que se verificam os valores mais baixos. A taxa de letalidade intra-hospitalar tende a aumentar com a idade, registando os valores mais elevados nos últimos.

A tendência global (2000-2008) de diminuição do número de episódios de internamento por tumor maligno do colo do útero, que se identificou anteriormente, não se manifesta nas classes etárias dos 25-44 (3,5%) e 45-64 anos (3,6%). Também o número de óbitos de internados não apresenta aumentos em todos os grupos etários, conforme o padrão global, tendo o grupo dos 65-74 anos registado um decréscimo de 10,5%. O mesmo sucedeu em relação à taxa de letalidade intra-hospitalar que diminuiu apenas no grupo dos 45-64 anos (1,4%).

Quadro 55
Episódios de internamento, óbitos e letalidade intra-hospitalar por tumor maligno do colo do útero (CID 9: 180), por grupo etário

	2000			2004			2008			Variação 2000-2008 (%)		
	Int.	Óbts	Let. (%)	Int.	Óbts	Let. (%)	Int.	Óbts	Let. (%)	Int.	Óbts	Let. (%)
Total	1042	103	9,9	1211	105	8,7	1006	105	10,4	-3,5	1,9	5,6
Grupo etário												
15-24	2	0	0,0	2	0	0,0	8	0	0,0	-	-	-
25-44	289	20	6,9	388	20	5,2	299	21	7,0	3,5	5,0	1,5
45-64	475	47	9,9	522	39	7,5	492	48	9,8	3,6	2,1	-1,4
65-74	153	19	12,4	170	28	16,5	110	17	15,5	-28,1	-10,5	24,4
75-84	100	13	13,0	113	15	13,3	81	16	19,8	-19,0	23,1	51,9
85+	23	4	17,4	16	3	18,8	16	3	18,8	-30,4	-	-

Fonte: ACSS, base de dados dos GDH.

Analisando a distribuição dos eventos por Região de residência verifica-se que existem grandes oscilações, em parte devido ao número reduzido. Entre 2000 e 2008, o número de episódios de internamento registou desde decréscimos relativos de 50% (Alentejo) a aumentos de 16,2% (Norte); apesar de os óbitos de internados terem aumentado em quase todas as Regiões (os valores triplicaram no Algarve) decresceram de forma bastante acentuada no Alentejo; a taxa de letalidade intra-hospitalar registou, também, decréscimos e crescimentos muito díspares.

Quadro 56
Episódios de Internamento, óbitos e letalidade intra-hospitalar por tumor maligno do colo do útero (CID 9: 180), por local de residência (NUTS II, segundo o D.L. nº 317/99, de 11 de Agosto)

	2000			2004			2008			Variação 2000-2008 (%)		
	Int.	Óbts	Let. (%)	Int.	Óbts	Let. (%)	Int.	Óbts	Let. (%)	Int.	Óbts	Let. (%)
Total	1042	103	9,9	1211	105	8,7	1006	105	10,4	-3,5	1,9	5,6
Local de residência												
Norte	271	14	5,2	330	17	5,2	315	21	6,7	16,2	50,0	29,0
Centro	241	16	6,6	213	22	10,3	178	17	9,6	-26,1	6,3	43,9
LVT	290	46	15,9	297	46	15,5	320	47	14,7	10,3	2,2	-7,4
Alentejo	50	7	14,0	32	1	3,1	25	2	8,0	-50,0	-	-
Algarve	39	3	7,7	84	4	4,8	37	9	24,3	-5,1	-	-
Desconhecido	151	17	11,3	255	15	5,9	131	9	6,9	-13,2	-47,1	-39,0

Fonte: ACSS, base de dados dos GDH.

Analisando a evolução (2000-2008) dos episódios de internamento e óbitos, de acordo com a Região de Saúde, verificam-se alterações na distribuição mas mantêm-se as assimetrias entre elas. A evolução do número de episódios de internamento por tumor maligno do colo do útero oscilou entre os decréscimos acentuados do Alentejo (45,8%) e o aumento na LVT (14,2%) e os óbitos de mulheres internadas por esta doença variaram entre os -23,3% do Norte e os 12,5% do Centro.

QUADRO 57
Episódios de internamento, óbitos e letalidade intra-hospitalar por tumor maligno do colo do útero (CID 9: 180), por local de internamento

	2000			2004			2008			Variação 2000-08 (%)		
	Int.	Óbts	Let. (%)	Int.	Óbts	Let. (%)	Int.	Óbts	Let. (%)	Int.	Óbts	Let. (%)
Total	1042	103	9,9	1211	105	8,7	1006	105	10,4	-3,5	1,9	5,6
Local de internamento (Região de Saúde)											
Norte	401	30	7,5	560	28	5,0	398	23	5,8	-0,7	-23,3	-22,8
Centro	270	16	5,9	233	24	10,3	206	18	8,7	-23,7	12,5	47,5
LVT	316	50	15,8	346	50	14,5	361	54	15,0	14,2	8,0	-5,5
Alentejo	24	4	16,7	13	0	0,0	13	1	7,7	-45,8	-	-
Algarve	31	3	9,7	59	3	5,1	28	9	32,1	-9,7	-	-

Fonte: ACSS, base de dados dos GDH.

FIGURA 41
Letalidade intra-hospitalar por tumor maligno do colo do útero (CID 9: 180), segundo o local de internamento

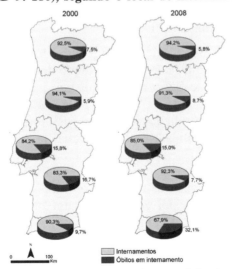

Fonte: Elaborado pelos autores com base nos dados dos GDH.

128 *A Morte e o Morrer em Portugal*

Entre 2000 e 2008, a evolução da taxa de letalidade intra-hospitalar no território continental foi muito díspar, com a variação relativa a oscilar entre os -22,8% no Norte e os 47,5% no Centro.

As Regiões do Alentejo e Algarve apresentam valores muito pequenos e por isso as variações relativas são muito acentuadas ao longo dos anos.

O Quadro 58 mostra as características demográficas e clínicas que determinaram o internamento e o óbito por tumor maligno do colo do útero, em 2008.

QUADRO 58
Internamento (com alta hospitalar ou óbito)
por tumor maligno do colo do útero (CID 9: 180)

	Internamento com alta hospitalar	Óbito
Mediana das idades	51	54
Principais diagnósticos associados		
1.º	TM sec. outras localizações específicas	TM sec. sist. digestivo e respiratório
2.º	TM sec. sist. digestivo e respiratório	TM sec. outras localizações específicas
3.º	Hipertensão arterial	Outras anemias não específicas
4.º	Outras anemias não específicas	TM sec não específico dos gânglios linfáticos
5.º	TM sec. não específico dos gânglios linfáticos	Convalescença e cuidados paliativos

Tumor maligno do cólon e recto

Entre 2000 e 2008, verificou-se um aumento relativo de 17,0% dos episódios de internamento por tumor maligno do cólon e recto, de 7811 para 9137. O número de óbitos aumentou a um ritmo superior, tendo sido registado um acréscimo de 36,8% (de 1004 para 1373 óbitos). Como seria expectável, em resultado das evoluções anteriores, verificou-se o aumento da taxa de letalidade intra-hospitalar de 16,9%.

Tanto o número de episódios de internamento como de óbitos e letalidade intra-hospitalar por tumor maligno do cólon e recto são superiores nos homens do que nas mulheres, em todos os anos analisados.

Analisados os dados por grupo etário, em 2008, verifica-se que, os episódios de internamento são mais frequentes aos 65-74 anos, seguindo-se 75-84 e 45-64 anos. O número mais elevado de óbitos em internamento é registado aos 75-84 anos e a maior taxa de letalidade intra-hospitalar apresenta o seu valor máximo aos 85 e mais anos.

Quadro 59
Episódios de internamento, óbitos e letalidade intra-hospitalar por tumor maligno do cólon e recto (CID 9: 153; 154.0-154.1), por grupo etário

	2000			2004			2008			Variação 2000-08 (%)		
	Int.	Óbts	Let. (%)	Int.	Óbts	Let. (%)	Int.	Óbts	Let. (%)	Int.	Óbts	Let. (%)
Total	7811	1004	12,9	8741	1181	13,5	9137	1373	15,0	17,0	36,8	16,9
Sexo												
H	4489	582	13,0	5077	706	13,9	5306	804	15,2	18,2	38,1	16,9
M	3322	422	12,7	3664	475	13,0	3831	569	14,9	15,3	34,8	16,9
Grupo etário												
15-24	16	0	0,0	24	1	4,2	8	1	12,5	-50,0	-	-
25-44	321	30	9,3	317	34	10,7	268	22	8,2	-16,5	-26,7	-12,2
45-64	2351	239	10,2	2463	236	9,6	2539	298	11,7	8,0	24,7	15,5
65-74	2734	319	11,7	2907	353	12,1	2864	367	12,8	4,8	15,0	9,8
75-84	1921	305	15,9	2449	406	16,6	2689	478	17,8	40,0	56,7	12,0
85+	468	111	23,7	581	151	26,0	769	207	26,9	64,3	86,5	13,5

Fonte: ACSS, base de dados dos GDH.

A evolução (2000-2008) dos episódios de internamento por tumor maligno do cólon e recto mostra maior crescimento nos grupos etários mais elevados e decréscimo nos mais jovens. O número de óbitos em internamento revela o mesmo padrão, tendo decrescido apenas aos 25-44 anos (26,7%) e registado o maior aumento aos 85 e mais anos (86,5%). A taxa de letalidade intra-hospitalar apenas diminuiu no grupo dos 25-44 anos (12,2%).

Analisando simultaneamente a distribuição e evolução dos internamentos e mortalidade por sexo e grupo etário, verifica-se que o número de episódios de internamento por tumor maligno do cólon e recto apenas é superior no sexo feminino aos 85 e mais anos. Também o número de óbitos de internados apresenta o mesmo padrão. A taxa de letalidade intra-hospitalar, por sua vez, apresenta valores semelhantes para homens e mulheres em todas as classes etárias.

Quadro 60
Episódios de internamento, óbitos e letalidade intra-hospitalar por tumor maligno do cólon e recto (CID 9: 153; 154.0-154.1), por grupo etário e sexo

	2000			2004			2008			Variação 2000-08 (%)		
	Int.	Óbts	Let. (%)	Int.	Óbts	Let. (%)	Int.	Óbts	Let. (%)	Int.	Óbts	Let. (%)
Total	7811	1004	12,9	8741	1181	13,5	9137	1373	15,0	17,0	36,8	16,9
Sexo												
H	4489	582	13,0	5077	706	13,9	5306	804	15,2	18,2	38,1	16,9
M	3322	422	12,7	3664	475	13,0	3831	569	14,9	15,3	34,8	16,9
Grupo etário e Sexo												
15 - 24 anos												
H	7	0	0,0	14	1	7,1	3	0	0,0	-57,1	-	-
M	9	0	0,0	10	0	0,0	5	1	20,0	-44,4	-	-
25 - 44 anos												
H	169	15	8,9	159	19	11,9	137	11	8,0	-18,9	-26,7	-9,5
M	152	15	9,9	158	15	9,5	131	11	8,4	-13,8	-26,7	-14,9
45 - 64 anos												
H	1377	137	9,9	1504	148	9,8	1531	179	11,7	11,2	30,7	17,5
M	974	102	10,5	959	88	9,2	1008	119	11,8	3,5	16,7	12,7
65 - 74 anos												
H	1674	204	12,2	1831	237	12,9	1770	245	13,8	5,7	20,1	13,6
M	1060	115	10,8	1076	116	10,8	1094	122	11,2	3,2	6,1	2,8
75 - 84 anos												
H	1061	176	16,6	1305	239	18,3	1524	270	17,7	43,6	53,4	6,8
M	860	129	15,0	1144	167	14,6	1165	208	17,9	35,5	61,2	19,0
85 e mais anos												
H	201	50	24,9	264	62	23,5	341	99	29,0	69,7	98,0	16,7
M	267	61	22,8	317	89	28,1	428	108	25,2	60,3	77,0	10,4

Fonte: ACSS, base de dados dos GDH.

Figura 42
Episódios de internamento e óbitos por tumor maligno do cólon e recto (CID 9: 153; 154.0-154.1), segundo o grupo etário e sexo

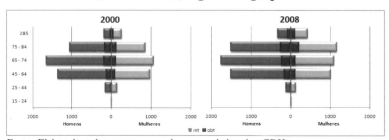

Fonte: Elaborado pelos autores com base nos dados dos GDH.

A tendência (2000-2008) de aumento que se verificou no Continente relativamente ao número de episódios de internamento por tumor maligno do cólon e recto não se manifestou de forma idêntica em todas as Regiões. O Alentejo foi a única Região a apresentar em 2008 menos internamentos que em 2000 (decréscimo relativo de 7,8%). O Norte e o Algarve registaram os maiores crescimentos relativos (43,4% e 36,3%, respectivamente).

QUADRO 61

Episódios de internamentos, óbitos e letalidade intra-hospitalar por local de residência por tumor maligno do cólon e recto (CID 9: 153; 154.0-154.1), por local de residência (NUTS II, segundo o D.L. nº 317/99, de 11 de Agosto)

	2000			2004			2008			Variação 2000-08 (%)		
	Int.	Óbts	Let. (%)	Int.	Óbts	Let. (%)	Int.	Óbts	Let. (%)	Int.	Óbts	Let. (%)
Total	7811	1004	12,9	8741	1181	13,5	9137	1373	15,0	17,0	36,8	16,9
Local de residência												
Norte	1902	198	10,4	2197	245	11,2	2728	334	12,2	43,4	68,7	17,6
Centro	1817	218	12,0	1991	247	12,4	1900	287	15,1	4,6	31,7	25,9
LVT	2867	422	14,7	3184	499	15,7	3409	570	16,7	18,9	35,1	13,6
Alentejo	579	88	15,2	586	93	15,9	534	98	18,4	-7,8	11,4	20,7
Algarve	270	34	12,6	336	42	12,5	368	56	15,2	36,3	64,7	20,8
Desconhecido	376	44	11,7	447	55	12,3	198	28	14,1	-47,3	-36,4	20,8

Fonte: ACSS, base de dados dos GDH.

O número de óbitos aumentou em todas as Regiões, tendo-se registado os maiores aumentos relativos no Norte (68,7%) e no Algarve (64,7%). A taxa de letalidade intra-hospitalar apresentou uma evolução negativa, com todas as Regiões a registarem aumentos, entre 2000 e 2008.

Desagregando a taxa de letalidade intra-hospitalar por tumor maligno do cólon e recto segundo as NUTS III destaca-se o interior do Alentejo e Centro. Em 2008, o valor mais baixo registou-se na NUTS III Ave (9,4%) e o mais elevado na Lezíria do Tejo (23,4%).

FIGURA 43
Letalidade intra-hospitalar por tumor maligno do cólon e recto (CID 9: 153; 154.0-154.1), segundo o local de residência (NUTS III)

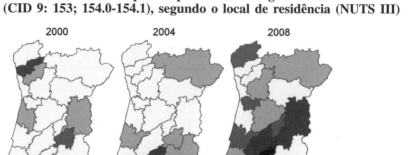

Fonte: Elaborado pelos autores com base nos dados dos GDH.

Entre 2000 e 2008, verificou-se o aumento do número de episódios de internamento em todas as Regiões, excepto no Alentejo que apresenta uma diminuição relativa de 3,7%. O número de óbitos em internamento aumentou em todas as Regiões, oscilando os valores entre os 83,3% no Algarve e os 9% no Alentejo.

Também a taxa de letalidade intra-hospitalar registou crescimento em todas as Regiões, sendo o Algarve a que apresenta o valor mais elevado (33%) e o Alentejo o menor (13,1%).

Em 2008, esta taxa era superior no conjunto dos hospitais da Região de Saúde do Alentejo (19,1%) e inferior no Norte (12,2%).

QUADRO 62
Episódios de Internamento, óbitos e letalidade intra-hospitalar por tumor maligno do cólon e recto (CID 9: 153; 154.0-154.1), por local de internamento

	2000			2004			2008			Variação 2000-08 (%)		
	Int.	Óbts	Let. (%)	Int.	Óbts	Let. (%)	Int.	Óbts	Let. (%)	Int.	Óbts	Let. (%)
Total	7811	1004	12,9	8741	1181	13,5	9137	1373	15,0	17,0	36,8	16,9
Local de internamento (Região de Saúde)												
Norte	2229	236	10,6	2568	293	11,4	2856	349	12,2	28,1	47,9	15,4
Centro	1872	227	12,1	2059	250	12,1	1986	295	14,9	6,1	30,0	22,5
LVT	2992	433	14,5	3351	513	15,3	3497	589	16,8	16,9	36,0	16,4
Alentejo	462	78	16,9	439	84	19,1	445	85	19,1	-3,7	9,0	13,1
Algarve	256	30	11,7	324	41	12,7	353	55	15,6	37,9	83,3	33,0

Fonte: ACSS, base de dados dos GDH.

FIGURA 44
Letalidade intra-hospitalar por tumor maligno do cólon e recto (CID 9: 153; 154.0-154.1), segundo o local de internamento

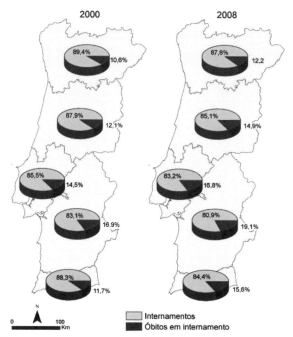

Fonte: Elaborado pelos autores com base nos dados dos GDH.

Os Quadros 63 e 64 mostram as características demográficas e clínicas do internamento com alta e do óbito em internamento, em homens e mulheres, em 2008.

QUADRO 63
Internamento masculino (com alta hospitalar ou óbito)
por tumor maligno do cólon e recto (CID 9: 153; 154.0-154.1)

	Internamento com alta hospitalar	Óbito
Mediana das idades	70	73
Principais diagnósticos associados		
1.º	TM sec. sist. digestivo e respiratório	TM sec. sist. digestivo e respiratório
2.º	Hipertensão arterial	TM sec.outras localizações específicas
3.º	Diabetes	Alterações do fluído electrolítico
4.º	Outras complicações resultantes de procedimentos	Hipertensão arterial
5.º	Outras anemias não específicas	Cuidados paliativos e convalescença

QUADRO 64
Internamento feminino (com alta hospitalar ou óbito)
por tumor maligno do cólon e recto (CID 9: 153; 154.0-154.1)

	Alta hospitalar	Óbito
Mediana das idades	71	76
Principais diagnósticos associados		
1.º	TM sec. sist. digestivo e respiratório	TM sec. sist. digestivo e respiratório
2.º	Hipertensão arterial	Outras anemias não específicas
3.º	Diabetes	TM sec. outras localizações específicas
4.º	Outras anemias não específicas	Hipertensão arterial
5.º	Obstrução intestinal sem hérnia	Alterações do fluído electrolítico

Tumor maligno da próstata

Entre 2000 e 2008, o número de episódios de internamento por tumor maligno da próstata, o número de óbitos em internamento e a taxa de letalidade intra-hospitalar aumentaram 13,2%, 28,0% e 13,1%, respectivamente.

O número de internamentos aumentou em todos os grupos de idade, sendo o aumento mais relevante entre os homens dos 45 aos 64 anos (44,4%). No entanto, apenas neste grupo etário se observou diminuição dos

A Morte Hospitalar 135

(de 36 para 33 óbitos, correspondendo a um decréscimo de 8,3% entre 2000 e 2008). O grupo etário em que se verificou um aumento mais expressivo foi o mais idoso (85 e mais anos). Relativamente à taxa de letalidade intra--hospitalar, observou-se uma diminuição na população abaixo dos 65 anos.

QUADRO 65
Episódios de internamento, óbitos e letalidade intra-hospitalar por tumor maligno da próstata (CID 9: 185), por grupo etário

	2000			2004			2008			Variação 2000-2008 (%)		
	Int.	Óbts	Let. (%)	Int.	Óbts	Let. (%)	Int.	Óbts	Let. (%)	Int.	Óbts	Let. (%)
Total	2770	353	12,7	3206	403	12,6	3135	452	14,4	13,2	28,0	13,1
Grupo etário												
15-24	1	1	-	2	0	-	0	0	-	-	-	-
25-44	12	1	8,3	8	1	12,5	14	1	7,1	16,7	0,0	-14,3
45-64	626	36	5,8	905	41	4,5	904	33	3,7	44,4	-8,3	-36,5
65-74	1034	103	10,0	1201	110	9,2	1085	117	10,8	4,9	13,6	8,3
75-84	882	155	17,6	879	182	20,7	891	213	23,9	1,0	37,4	36,0
85+	215	57	26,5	211	69	32,7	241	88	36,5	12,1	54,4	37,7

Fonte: ACSS, base de dados dos GDH.

Analisando os episódios de internamento e mortalidade segundo o local de residência destaca-se a Região do Algarve, com decréscimo entre 2000 e 2008. As restantes Regiões registaram aumentos no período considerado. A taxa de letalidade intra-hospitalar aumentou em todas as Regiões, com variações relativas entre 3,6% em LVT e 90,1% no Alentejo.

QUADRO 66
Episódios de internamento, óbitos e letalidade intra-hospitalar por tumor maligno da próstata (CID 9: 185), por local de residência (NUTS II, segundo o D.L. nº 317/99, de 11 de Agosto)

	2000			2004			2008			Variação 2000-08 (%)		
	Int.	Óbts	Let. (%)	Int.	Óbts	Let. (%)	Int.	Óbts	Let. (%)	Int.	Óbts	Let. (%)
Total	2770	353	12,7	3206	403	12,6	3135	452	14,4	13,2	28,0	13,1
Local de residência												
Norte	758	63	8,3	752	83	11,0	855	88	10,3	12,8	39,7	23,8
Centro	595	75	12,6	745	81	10,9	748	101	13,5	25,7	34,7	7,1
LVT	1021	160	15,7	1295	172	13,3	1219	198	16,2	19,4	23,8	3,6
Alentejo	148	21	14,2	184	31	16,8	152	41	27,0	2,7	95,2	90,1
Algarve	104	22	21,2	97	18	18,6	83	19	22,9	-20,2	-13,6	8,2
Desconhecido	144	12	8,3	133	18	13,5	78	5	6,4	-45,8	-58,3	-23,1

Fonte: ACSS, base de dados dos GDH.

A evolução (2000-2008) segundo o local de internamento segue o padrão anteriormente identificado na análise por local de residência. O número de internamentos e óbitos decresceu nos hospitais da ARS Algarve e aumentou nos restantes. Em 2000 e em 2008, a taxa de letalidade intra-hospitalar era superior no Alentejo e Algarve. Contudo, foi na Região Alentejo e Norte que se registaram os maiores aumentos relativos neste período (99,3% e 23,8%, respectivamente).

QUADRO 67
Episódios de internamento, óbitos e letalidade intra-hospitalar por tumor maligno da próstata (CID 9: 185), por local de internamento

	2000			2004			2008			Variação 2000-08 (%)		
	Int.	Óbts	Let. (%)	Int.	Óbts	Let. (%)	Int.	Óbts	Let. (%)	Int.	Óbts	Let. (%)
Total	2770	353	12,7	3206	403	12,6	3135	452	14,4	13,2	28,0	13,1
Local de internamento (Região de Saúde)												
Norte	877	71	8,1	857	101	11,8	908	91	10,0	3,5	28,2	23,8
Centro	631	77	12,2	792	84	10,6	774	104	13,4	22,7	35,1	10,1
LVT	1085	169	15,6	1340	174	13,0	1263	200	15,8	16,4	18,3	1,7
Alentejo	83	14	16,9	124	26	21,0	116	39	33,6	39,8	178,6	99,3
Algarve	94	22	23,4	93	18	19,4	74	18	24,3	-21,3	-18,2	3,9

Fonte: ACSS, base de dados dos GDH.

FIGURA 45
Letalidade intra-hospitalar por tumor maligno da próstata (CID 9: 185), segundo o local de internamento

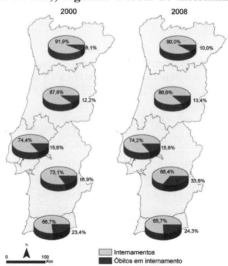

Fonte: Elaborado pelos autores com base nos dados dos GDH.

O Quadro 68 mostra as características demográficas e clínicas do internamento e óbito, em 2008.

QUADRO 68
**Internamento (com alta hospitalar ou óbito)
por tumor maligno da próstata (CID 9: 185)**

	Internamento com alta hospitalar	Óbito
Mediana das idades	69	79
Principais diagnósticos associados		
1.º	Hipertensão arterial	TM sec. outras localizações específicas
2.º	TM sec. outras localizações específicas	Outras anemias não específicas
3.º	Outras anemias não específicas	Alterações do fluído electrolítico
4.º	Diabetes	TM sec. sistema digestivo e respiratório
5.º	Outros problemas da uretra e do trato urinário	Outros problemas da uretra e do trato urinário

Fonte: ACSS, base de dados dos GDH.

Tumor maligno da traqueia, brônquios e pulmão

O tumor maligno da traqueia, brônquios e pulmão tem registado uma incidência cada vez maior em Portugal, fenómeno que também é visível através da análise dos internamentos e óbitos por esta doença.

Entre 2000 e 2008, o número de episódios de internamento aumentou 10,7%. Tanto o número de óbitos como a taxa de letalidade intra-hospitalar apresentaram aumentos relativos mais expressivos (40,3% e 26,7%, respectivamente). A tendência de aumento verificou-se quer entre a população masculina quer entre a feminina.

Analisando-se simultaneamente o grupo etário e o sexo, destaca-se, pela negativa, o aumento do número de episódios de internamento e de óbitos de mulheres em todos os grupos etários, com especial incidência no grupo dos 25-44 anos, 45-64 anos e 75-84 anos.

Para a população masculina, o aumento mais expressivo (internamentos e óbitos) verificou-se entre os mais idosos. Nos grupos etários 25-44 e 65-74 anos identificaram-se menos episódios de internamento (-21,8% e -5,1%, respectivamente).

QUADRO 69
Episódios de internamento, óbitos e letalidade intra-hospitalar por tumor maligno da traqueia, brônquios e pulmão (CID 9: 162), por grupo etário

	2000			2004			2008			Variação 2000-08 (%)		
	Int.	Óbts	Let. (%)	Int.	Óbts	Let. (%)	Int.	Óbts	Let. (%)	Int.	Óbts	Let. (%)
Total	4483	1153	25,7	4639	1414	30,5	4964	1618	32,6	10,7	40,3	26,7
Sexo:												
H	3597	939	26,1	3734	1147	30,7	3775	1286	34,1	4,9	37,0	30,5
M	886	214	24,2	905	267	29,5	1189	332	27,9	34,2	55,1	15,6
Grupo etário:												
15-24	7	0	0,0	5	1	20,0	2	0	0,0	-	-	-
25-44	217	46	21,2	167	36	21,6	212	56	26,4	-2,3	21,7	24,6
45-64	1775	438	24,7	1837	510	27,8	1952	602	30,8	10,0	37,4	25,0
65-74	1538	400	26,0	1585	486	30,7	1523	481	31,6	-1,0	20,3	21,4
75-84	824	222	26,9	919	331	36,0	1110	418	37,7	34,7	88,3	39,8
85+	122	47	38,5	126	50	39,7	165	61	37,0	35,2	29,8	-4,0

Fonte: ACSS, base de dados dos GDH.

FIGURA 46
Episódios de internamento e óbitos por tumor maligno da traqueia, brônquios e pulmão (CID 9: 162), segundo o grupo etário e sexo

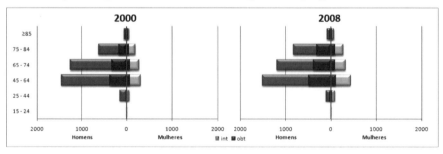

A evolução da taxa de letalidade intra-hospitalar segundo o sexo e grupo etário difere de grupo para grupo. Nas mulheres, a variação 2000--2008 oscila entre valores negativos (decréscimo) nos grupos dos 25-44 anos (2,6%) e dos 85 e mais anos (11,6%) e positivos nos restantes grupos (45-64 anos: 11,3%; 65-74 anos: 12,1%; 75-84 anos: 43,7%). Nos homens, a variação é positiva (crescimento) em todos os grupos etários, com valores que oscilam entre os 2% (85 e mais anos) e os 40,7% (25-44 anos).

A *Morte Hospitalar* 139

QUADRO 70
**Episódios de internamento, óbitos e letalidade intra-hospitalar
por tumor maligno da traqueia, brônquios e pulmão
(CID 9: 162), por grupo etário e sexo**

	2000			2004			2008			Variação 2000-08 (%)		
	Int.	Óbts	Let. (%)	Int.	Óbts	Let. (%)	Int.	Óbts	Let. (%)	Int.	Óbts	Let. (%)
Total	4483	1153	25,7	4639	1414	30,5	4964	1618	32,6	10,7	40,3	26,7
Sexo:												
H	3597	939	26,1	3734	1147	30,7	3775	1286	34,1	4,9	37,0	30,5
M	886	214	24,2	905	267	29,5	1189	332	27,9	34,2	55,1	15,6
Grupo etário e Sexo:												
15 - 24 anos												
H	2	0	0,0	0	0	0,0	1	0	0,0	-	-	-
M	5	0	0,0	5	1	20,0	1	0	0,0	-	-	-
25 - 44 anos												
H	156	30	19,2	121	28	23,1	122	33	27,0	-21,8	10,0	40,7
M	61	16	26,2	46	8	17,4	90	23	25,6	47,5	43,8	-2,6
45 - 64 anos												
H	1467	372	25,4	1514	431	28,5	1520	499	32,8	3,6	34,1	29,5
M	308	66	21,4	323	79	24,5	432	103	23,8	40,3	56,1	11,3
65 - 74 anos												
H	1267	333	26,3	1311	409	31,2	1202	392	32,6	-5,1	17,7	24,1
M	271	67	24,7	274	77	28,1	321	89	27,7	18,5	32,8	12,1
75 - 84 anos												
H	635	178	28,0	707	246	34,8	835	326	39,0	31,5	83,1	39,3
M	189	44	23,3	212	85	40,1	275	92	33,5	45,5	109,1	43,7
85 e mais anos												
H	70	26	37,1	81	33	40,7	95	36	37,9	35,7	38,5	2,0
M	52	21	40,4	45	17	37,8	70	25	35,7	34,6	19,0	-11,6

Fonte: ACSS, base de dados dos GDH.

A tendência global de aumento, dos internamentos, óbitos e letalidade intra-hospital por tumor maligno da traqueia, brônquio e pulmões verifica-se, também, na desagregação por local de residência. Com excepção do Alentejo, que registou um decréscimo relativo de 10,3% nos episódios de internamento, todos os outros eventos sofreram aumentos relativos consideráveis nas diferentes Regiões. Pela negativa, destaca-se o Centro nos episódios de internamento (23,9%), o Centro e LVT nos óbitos em internamento (45,9% e 45,8%, respectivamente) e o Alentejo na taxa de mortalidade intra-hospitalar (53,2%).

QUADRO 71
Episódios de internamento, óbitos e letalidade intra-hospitalar por tumor maligno da traqueia, brônquios e pulmão (CID 9: 162), por local de residência (NUTS II, segundo o D.L. nº 317/99, de 11 de Agosto)

	2000			2004			2008			Variação 2000-08 (%)		
	Int.	Óbts	Let. (%)	Int.	Óbts	Let. (%)	Int.	Óbts	Let. (%)	Int.	Óbts	Let. (%)
Total	4483	1153	25,7	4639	1414	30,5	4964	1618	32,6	10,7	40,3	26,7
Local de residência												
Norte	1492	346	23,2	1379	354	25,7	1555	481	30,9	4,2	39,0	33,4
Centro	750	157	20,9	874	198	22,7	929	229	24,7	23,9	45,9	17,8
LVT	1636	469	28,7	1661	610	36,7	1919	684	35,6	17,3	45,8	24,3
Alentejo	253	72	28,5	294	98	33,3	227	99	43,6	-10,3	37,5	53,2
Algarve	179	58	32,4	191	59	30,9	211	81	38,4	17,9	39,7	18,5
Desconhecido	173	51	29,5	240	95	39,6	123	44	35,8	-28,9	-13,7	21,3

Fonte: ACSS, base de dados dos GDH.

Das 28 NUTS III, 25 registaram um crescimento relativo da taxa de letalidade intra-hospitalar entre 2000 e 2008 e apenas 3 um decréscimo.

FIGURA 47
Letalidade intra-hospitalar por tumor maligno da traqueia, brônquios e pulmão (CID 9: 162), segundo o local de residência (NUTS III)

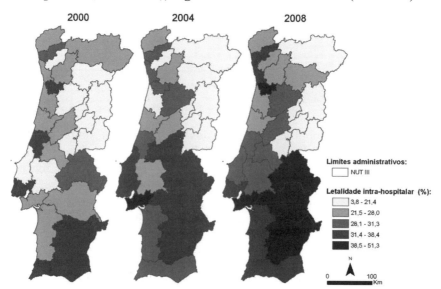

Fonte: Elaborado pelos autores com base nos dados dos GDH.

A taxa de letalidade intra-hospitalar é mais elevada no Alentejo e é nesta Região que mais tem aumentado entre 2000 e 2008. O Alentejo Central foi a NUTS III que registou os valores mais elevados (51,3%) e a Serra da Estrela os mais baixos (11,1%).

Analisando-se a distribuição dos eventos em estudo segundo o local de internamento (Região de Saúde) verifica-se que, o Norte e o Alentejo apresentam uma tendência mais positiva na evolução dos episódios de internamento que o verificado para o Continente (-0,8% e 10,4%, respectivamente). O mesmo se verifica no Norte e Centro (33,5% e 35,1%) para os óbitos em internamento, apesar de os valores serem ainda muito elevados.

QUADRO 72

Episódios de internamento, óbitos e letalidade intra-hospitalar por tumor maligno da traqueia, brônquios e pulmão (CID 9: 162), por local de internamento

	2000			2004			2008			Variação 2000-08 (%)		
	Int.	Óbts	Let. (%)	Int.	Óbts	Let. (%)	Int.	Óbts	Let. (%)	Int.	Óbts	Let. (%)
Total	4483	1153	25,7	4639	1414	30,5	4964	1618	32,6	10,7	40,3	26,7
Local de internamento (Região de Saúde)												
Norte	1573	373	23,7	1543	430	27,9	1560	498	31,9	-0,8	33,5	34,6
Centro	826	174	21,1	950	205	21,6	1014	235	23,2	22,8	35,1	10,0
LVT	1771	491	27,7	1763	642	36,4	2019	713	35,3	14,0	45,2	27,4
Alentejo	163	62	38,0	228	83	36,4	180	89	49,4	10,4	43,5	30,0
Algarve	150	53	35,3	155	54	34,8	191	83	43,5	27,3	56,6	23,0

Fonte: ACSS, base de dados dos GDH.

Quer em 2000 quer em 2008, a taxa de letalidade intra-hospitalar por tumor maligno da traqueia, brônquios e pulmão era mais elevada nas Regiões do Alentejo e Algarve e menor no Centro. No entanto, a maior variação 2000-2008 desta taxa verificou-se no Norte (34,6%) e Alentejo (30%).

FIGURA 48
Letalidade intra-hospitalar) por tumor maligno da traqueia, brônquios e pulmão (CID 9: 162), segundo o local de internamento

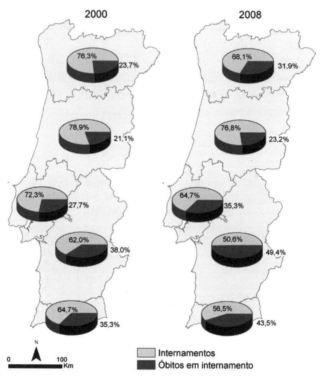

Fonte: Elaborado pelos autores com base nos dados dos GDH.

Os Quadros 73 e 74 mostram as características demográficas e clínicas do internamento e óbito, em homens e mulheres, com tumor maligno da traqueia, brônquios e pulmão (2008).

A Morte Hospitalar 143

Quadro 73
**Internamento masculino (com alta hospitalar ou óbito)
por tumor maligno da traqueia, brônquios e pulmão (CID 9: 162)**

	Internamento com alta hospitalar	Óbito
Mediana das idades	66	67
Principais diagnósticos associados		
1.º	TM sec. outras localizações específicas	TM sec. outras localizações específicas
2.º	TM sec. sist. digestivo e respiratório	TM sec. sist. digestivo e respiratório
3.º	Uso de drogas sem dependência	Outra doença do pulmão
4.º	Hipertensão arterial	Alterações do fluído electrolítico
5.º	Outra doença do pulmão	Diabetes

Quadro 74
**Internamento feminino (com alta hospitalar ou óbito)
por tumor maligno da traqueia, brônquios e pulmões (CID 9: 162)**

	Internamento com alta hospitalar	Óbito
Mediana das idades	66	70
Principais diagnósticos associados		
1.º	TM sec. outras localizações específicas	TM sec. outras localizações específicas
2.º	TM sec. sist. digestivo e respiratório	TM sec.sist. digestivo e respiratório
3.º	Hipertensão arterial	Outra doença do pulmão
4.º	Diabetes	Hipertensão arterial
5.º	TM não específico dos nódulos linfáticos	TM não específico dos nódulos linfáticos

4. Discussão

A morbilidade é o desvio, subjectivo ou objectivo, de bem-estar físico ou psicológico (Last J, 1988), medido pelos que estão doentes, número de episódios de doença e/ou pela duração desses períodos.

As taxas de internamento hospitalares, os diagnósticos e as causas de internamento são considerados indicadores importantes para determinar o peso de determinada doença na sociedade. É possível, através dos dados de morbilidade hospitalar, estimar a incidência de determinadas doenças crónicas (ARS Norte, 2010).

Portugal, comparativamente aos restantes países da UE apresenta uma baixa taxa de internamento hospitalar por 1000 habitantes, sendo ultrapassado pela Espanha, Holanda, Malta e Chipre (média UE: 175; Portugal: 120, em 2008) (OECD Health Data, 2010).

A avaliação da morbilidade das populações tem sido frequentemente realizada pela análise simples ou compósita dos internamentos hospitalares. No entanto, é necessário ter em conta que estes indicadores apenas se referem a episódios de internamento hospitalar. As situações acompanhadas e resolvidas em ambulatório, não são contabilizadas como morbilidade.

Apesar da informação disponível nas bases de dados dos GDH, há questões a considerar como por exemplo, serem referidas apenas aos hospitais públicos do Continente. De salientar ainda que o registo é de episódios de internamento, podendo o mesmo doente ter vários internamentos com o mesmo diagnóstico e em hospitais diferentes. Por outro lado, a codificação dos campos poderá não ser a mais correcta. No campo referente ao local de residência encontraram-se várias incoerências, que impedem a representação espacial de alguns episódios de internamento. Poderá, ainda, existir algum enviesamento dos dados devido ao local de residência que é indicado pelos indivíduos que se encontram internados, uma vez que o local indicado como de residência poderá não corresponder à NUT onde, de facto, reside.

Os erros de codificação manifestam-se nos outros campos, embora de uma forma menos evidente. Após uma breve análise descobrem-se, com frequência, campos preenchidos de forma duvidosa e incongruente: diagnósticos principais de doenças exclusivamente de mulheres nos homens, e vice-versa, idade do utente internado muito superior aos 120 anos, autópsias realizadas em pessoas com registo de saída domiciliar, entre outras.

Da análise dos GDH, de 2000 para 2008, apurou-se uma aumento de 32,6% dos episódios de internamento hospitalar, o que se explica pelo aumento da esperança de vida. Isto traduz-se no aumento de internamentos em idades avançadas e na utilização crescente de tratamentos com maior complexidade.

Esta tendência não se verificou de igual modo nos países da União Europeia que integram a OCDE. Em um terço dos países (Aústria, Alemanha e Grécia), as altas aumentaram nos últimos 10 anos, noutros mantiveram-se estáveis (Bélgica, França, Espanha, Suécia e Reino Unido) e, noutros baixaram significativamente (Dinamarca. Finlândia e Itália), entre 1998 e 2008 (OECD, 2010).

Neste grupo e, noutros países com menos internamentos, a redução é explicada pelo investimento em cirurgia do ambulatório e hospitais de Dia (OECD, 2010).

As tendências do internamento reflectem também vários factores como a necessidade de hospitalização que acompanha o envelhecimento da população e o aumento da doença crónica (OECD, 2010). Em Portugal, cerca de 50% dos internamentos correspondem a doentes com idade igual ou super a 65 anos.

Verificou-se um aumento dos internamentos em todos os grupos etários excepto nos jovens dos 15 aos 24 anos. Acima dos 85 anos, houve mais 29442 internamentos em 2008 do que em 2000, como seria de esperar pois existe um relacionamento entre o declínio das capacidades funcionais em adultos e idosos e o aumento dos internamentos hospitalares (Graf, 2008).

No entanto, o envelhecimento, por si, perde importância como factor de evolução da hospitalização relativamente ao peso das novas tecnologias e práticas clínicas. A difusão das intervenções estende-se gradualmente aos grupos mais velhos, na medida em que para além de seguras e efectivas, determinam uma esperança de vida cada vez maior, em qualquer idade (OECD, 2010).

Analisando simultaneamente sexo e grupo etário, houve mais internamentos em mulheres em todos os grupos, excepto dos 45 aos 64, grupo em que aumenta a mortalidade masculina.

A taxa de letalidade intra-hospitalar diminuiu 5,9% de 2000 para 2008. A tendência para o maior número de óbitos intra-hospitalares nos homens vai perdendo expressão acima dos 75 anos, como já referido. Homens e mulheres apresentam simultaneamente diferentes riscos de internamento e diferente risco de morrer enquanto se encontram hospitalizados. A probabilidade de óbito em internamento é 5% superior nos homens do que nas mulheres (CIHI, 2007).

Quanto à Região de residência, também se encontraram assimetrias regionais: Lisboa e Vale do Tejo apresenta maior número de internamentos e de óbitos, o que está de acordo com os resultados apurados na monitorização do PNS 2004-2010 por Regiões e NUTS III (Resultados PNS em WEBSIG, ACS). A Região do Algarve apresenta os valores mais baixos.

A plataforma WebSIG – Mapas Interactivos, do Alto Comissariado da Saúde, permite realizar análises em diversas desagregações geográficas, inclusive a NUTS III. É possível analisar taxas de mortalidade por ciclo de vida e causas de morte específicas através da representação geográfica a diversas escalas da sua evolução, comparação com valores de referência e metas.

A taxa de letalidade intra-hospitalar por NUTS III é menor no Centro litoral e Norte e mais elevada no Centro interior, Alentejo e Algarve. Em 2008 as NUTS III do Alto Alentejo e Pinhal Interior Sul apresentavam simultaneamente a taxa de letalidade intra-hospitalar mais elevada e a mediana de idade mais alta. Segundo CIHI (2007) a idade é um dos sete factores que afecta a probabilidade de óbito em episódio de internamento sendo os restantes, o sexo, diagnóstico, existência de outras co-morbilidades, tipo de admissão, demora em internamento e a necessidade de transferência. Se todos os factores tivessem um peso igual, a probabilidade de morrer aumentaria 5% a cada ano que se envelhece.

Evidenciaram-se diferenças regionais entre o local de residência e a localização do hospital de internamento, o que pode depender da acessibilidade aos equipamentos. Existem, no entanto, outros factores que interferem nomeadamente, a maior eficácia dos cuidados, a localização do trabalho ou residência de familiares próximos, percepção da gravidade da doença, ausência de médico de família atribuído, etc.

Compararam-se as causas de internamento com as de óbito. Os internamentos mais frequentes são por doença do aparelho circulatório mas, além destas, as doenças do aparelho respiratório e os tumores malignos são causa mais frequente de óbito.

As doenças infecciosas registaram o maior aumento na letalidade intra-hospitalar, essencialmente devido a hepatite viral, uma vez que o VIH-Sida e a Tuberculose registaram um decréscimo, o que vem corroborar a tendência de diminuição da incidência destas duas patologias, embora os valores em Portugal ainda sejam muito superiores aos dos restantes países da UE (HFA-WHO, 2010).

Também alguns tumores malignos registaram uma tendência de aumento na mortalidade intra-hospitalar semelhante à verificada na incidência nos países mais desenvolvidos. São exemplos o cancro da traqueia, brônquios e pulmão e colo do útero (HFA-WHO, 2010).

As doenças respiratórias, assumem, também, cada vez mais relevância quer em termos de incidência e prevalência quer em mortalidade geral e intra-hospitalar.

As novas tecnologias permitem melhorias expressivas na incidência e mortalidade mas os comportamentos nomeadamente estilos de vida menos saudáveis e factores contextuais condicionam o aumento de algumas doenças crónicas.

Não há dados para os hospitais portugueses sobre incidentes e acidentes em internamento apesar da gestão de risco clínico ser um dos factores mais importantes da qualidade dos cuidados (Campos e Carneiro, 2010). O recente Programa Nacional da Qualidade aprovado pela tutela e da responsabilidade da DGS inclui a gestão de risco e os aspectos inerentes à segurança dos doentes e já em 2010 foi nomeada uma comissão específica para a infecção nosocomial e resistência antimicrobiana (Despacho Ministerial, 2010).

As **causas externas** têm um perfil completamente diferente do conjunto das outras causas: ambos os sexos registam uma tendência de aumento na letalidade intra-hospitalar, com maior expressão no sexo masculino.

De salientar nos internamentos o aumento das quedas (mais uma vez relacionadas com a maior longevidade feminina e com a menor gravidade) e um decréscimo acentuado nos acidentes de viação e dos homicídios. No entanto, relativamente à mortalidade intra-hospitalar, regista-se um aumento expressivo nos suicídios e lesões intencionais e nos acidentes de transporte, o que poderá indicar que os casos que dão entrada nos hospitais são de maior gravidade.

No que respeita as **doenças circulatórias**, em 2008, os episódios de internamento por doença isquémica cardíaca (DIC) e por acidentes vasculares cerebrais (AVC) representam cerca de 40% de todos os internamentos por doenças do aparelho circulatório e os óbitos de internados por estas duas causas, 55%.

Nas últimas décadas verificou-se um contínuo declínio da mortalidade por doença isquémica cardíaca e coronárias, nos países ocidentais, nomeadamente nos EUA, Inglaterra, ou Finlândia, tendência que não se verifica na mortalidade cerebrovascular (AVC) (Copper *et al.*, 2000). Merece ser salientado que a mortalidade por doença cerebrovascular só ultrapassa a mortalidade por DIC em 2 países da União Europeia: Portugal e Grécia (Mladovsky P *et al.*, 2009). Também é conhecido um claro gradiente europeu SW-NE quando considerada a causa de morte por doença isquémica cardíaca (DIC).

As mortes ocorridas fora do Hospital constituem a maioria dos casos em todos os estudos epidemiológicos e assumem portanto um significado específico em Saúde Pública. No estudo finlandês, FINAMI (Salomma, 2003) representaram 73% das mortes de causa isquémica cardíaca para o sexo masculino e 60% para o sexo feminino, na faixa etária entre os 35 e 64 anos. Neste mesmo estudo foi possível comprovar que o declínio da mortalidade por DIC foi devido a uma diminuição quer de morte intra-hospitalar quer fora do hospital.

148 *A Morte e o Morrer em Portugal*

Num artigo de revisão (Berdowskia J *et al.*, 2010) que analisa 67 estudos em países da Europa, América, Ásia e Oceânia, a incidência média global é de 55 situações de paragem cardíaca extra hospitalar, por 100 000 habitantes adultos, com uma sobrevivência média de 7%.

Não há informação relativamente às paragens cardíacas e morte súbita pré hospitalar na população portuguesa mas extrapolando o estudo anterior para a população de Portugal, a incidência seria de 5500 situações por ano. Considerando a sobrevivência de 7%, ocorreriam cerca de 5100 óbitos por ano.

Na taxa de letalidade intra-hospitalar por tumor maligno do colo do útero não se observou diferença estatisticamente significativa entre doentes dos diferentes grupos etários. Os diagnósticos de óbito registados estão todos relacionados com a doença neoplásica.

Nos doentes com tumor maligno do cólon e recto observou-se um aumento da mortalidade intra-hospitalar entre 2000 e 2008. A mortalidade intra-hospitalar foi mais acentuada nos doentes com 85 e mais anos. Não há diferença entre sexos. Nos diagnósticos de óbito, para além dos relacionados com a doença maligna, registaram-se outros diagnósticos que poderão traduzir co-morbilidades ou complicações associadas com tratamento.

Os dados disponíveis sugerem que a letalidade intra-hospitalar nos doentes com tumor maligno da mama, do colo do útero e do cólon e recto resulta, na grande maioria dos casos, da progressão da doença oncológica primária. Este aspecto remete para a questão do local do óbito dos doentes com tumor maligno.

Cerca de ¾ dos doentes (74,9%) com tumor maligno morreram em hospital ou clínica. Não há diferenças significativas entre os sexos, nem relacionadas com o tipo de tumor maligno. A percentagem de óbitos no domicílio é de aproximadamente 22% e noutro local, reduzida (cerca de 3%).

Em Portugal, tal como na generalidade dos países desenvolvidos, a maioria dos doentes com tumor maligno morrem em instituição hospitalar. Esta situação parece estar em dissonância com aquilo que diversos estudos realizados noutros países mostraram: mais de metade das pessoas exprime a vontade de serem tratados em casa na fase terminal (Higginson *et al.*, 2000). Embora não haja estudos em Portugal que tenham abordado esta questão, a situação será provavelmente coincidente com o que se verifica nos outros países. Para uma boa qualidade de vida na fase terminal é determinante que os doentes possam ser tratados com respeito e dignidade, sem sofrimento, no ambiente familiar e na companhia dos familiares e amigos.

A carência de acesso a cuidados paliativos domiciliários, embora não seja o único, é seguramente um dos factores determinantes da inviabilidade dos doentes permanecerem em casa na fase terminal quando o desejam.

Em Portugal, não obstante o progresso registado na prestação de cuidados paliativos, continua a haver um deficit acentuado deste tipo de assistência, o que posiciona o país na cauda da Europa no acesso a cuidados paliativos (Wright *et al.*, 2006)

Um estudo da Economist Intelligence Unit avaliou a "qualidade da morte" em 40 países – 30 da OCDE e outros 10 países seleccionados (Quality, 2010). Para isso, utilizou um "índice de qualidade da morte" que pontuou os países em relação a quatro categorias: ambiente de cuidados de saúde básicos em fim de vida, disponibilidade de cuidados em fim de vida, custo dos cuidados em fim de vida e qualidade dos cuidados em fim de vida.

Na pontuação global, Portugal encontra-se em 31º lugar entre os 40 países. Nas pontuações parciais nas diferentes categorias, a posição de Portugal é a seguinte: 27º no ambiente de cuidados de saúde básicos em fim de vida, 38º na disponibilidade de cuidados em fim de vida, 22º no custo dos cuidados em fim de vida e 27º na qualidade dos cuidados em fim de vida.

Embora em alguns indicadores Portugal esteja entre os países com melhor qualidade de cuidados, como, por exemplo, em relação à disponibilidade de analgésicos opióides (Wright M *et al.*, 2006), há ainda um longo caminho a percorrer quanto aos cuidados em fim de vida com a qualidade desejável.

A validade, fiabilidade e comparabilidade dos indicadores do estado de saúde das populações e dos indivíduos são componentes fundamentais das políticas de saúde baseadas na evidência. É necessário desenvolver estratégias para avaliar a saúde da população que integrem medidas epidemiológicas (tais como risco, incidência e taxas de mortalidade) e outras de estado de saúde, que garantam validade e comparabilidade (Matéria C., 2003).

A desejável interligação com os sistemas de informação hospitalares poderia permitir detectar a proximidade com episódios de internamento ocorridos recentemente, com a dupla vantagem de poder esclarecer melhor a causa de óbito e fornecer elementos de avaliação da qualidade assistencial no seguimento clínico.

CAPÍTULO IV – O DOENTE EM FASE TERMINAL DE VIDA

Como complemento da investigação sobre a mortalidade em Portugal, procurou-se informação adicional sobre a organização dos serviços, a formação e a experiência dos profissionais de saúde. Elaboraram-se dois inquéritos a preencher *através da Internet* e convidaram-se, de forma aberta e voluntária, os Directores dos Hospitais de Portugal Continental a preencher e divulgar junto de Serviços e profissionais.

As respostas de 38 Serviços e 221 profissionais permitiram uma análise simples e realista da situação em Portugal.

1. Organização dos Serviços Hospitalares

> **38 Serviços Hospitalares maioritariamente de Medicina e das ARS de LVT e Norte**
>
> - Espaço próprio ou quarto para o doente em fase terminal de vida (DeFTV): 36,8 dos Serviços (Cirurgia – 63,6%)
> - Protocolos de acompanhamento: 68,4% (maioria não escritos)
> - Formação específica: 31,6% dos enfermeiros e 13,2% dos médicos
> - Equipas multidisciplinares: 86,8%
> - Notificação da morte ao médico assistente ou ao médico de família: 42,1%
> - Telefone é o meio mais utilizado para avisar a família: 71,7%
> - A notícia é dada por: médicos Chefes de Equipa (76,3%) e enfermeiros Chefes (65,8%)

No total, responderam ao inquérito 1,36 responsáveis por 38 serviços hospitalares, dos quais 18 Directores de Serviço e 18 Enfermeiros Chefe.

A maioria dos Serviços integram Hospitais das Regiões de Saúde de Lisboa e Vale do Tejo (50%) e Norte (34,2%), essencialmente concentrados na Grande Lisboa e Porto. Identificam-se também hospitais de outras zonas litorais e apenas 1 no interior, o Centro Hospitalar de Trás-os-Montes e Alto Douro.

FIGURA 49
Hospitais participantes e hospitais públicos em Portugal Continental

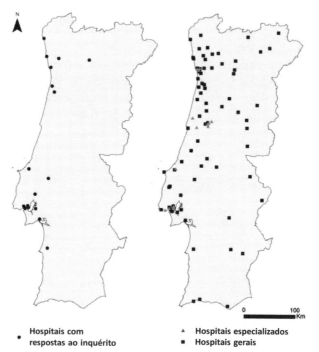

Fonte: Elaborado pelos autores com base nos dados dos inquéritos realizados.

Estratégia do Serviço perante DeFTV

Obtiveram-se respostas referentes a 38 Serviços dos quais 14 (36,9%) de Medicina; 11 (28,9%) de Cirurgia; 4 (10,5%) de Unidades de

O Doente em Fase Terminal de Vida 153

Cuidados Intensivos; 9 (23,7%) não identificados. Os Quadros 75 e 76 mostram os resultados globais referentes aos Serviços de Medicina, Cirurgia e Cuidados Intensivos (em anexo, os resultados completos).

A maioria dos Serviços nunca transfere o DeFTV (78,9%). Os serviços de Medicina são aqueles mais revelam não transferir os doentes.

QUADRO 75
Estratégia do Serviço perante o DeFTV

	Todos		Serviços de Medicina		Serviços de Cirurgia		Cuidados Intensivos	
	N	%	N	%	N	%	N	%
Total	38	100	14	36,8	11	28,9	4	10,5
Nunca transfere DeFTV	30	78.9	12	86	9	81,8	3	75
Existe um espaço reservado	14	36,8	3	24,1	7	63,6	2	50
Existem orientações sobre o acompanhamento	26	68,4	12	85,7	7	63,6	3	75
Existe protocolo escrito relativamente a:	n=26	68,4%	n=12	85,7%	n=7	63,6%	n=4	100%
Transferência para quarto/espaço isolado	3	7,9	1	8,3	0	0	1	25
Controlo da dor	5	13,2	1	8,3	1	14,3	3	75
Possibilidade da presença de familiares	10	26,3	3	25	2	28,6	3	75
Apoio Psicológico	7	18,4	2	16,7	2	28,6	2	50
Assistência espiritual e religiosa	12	31,6	4	33,3	3	42,9	3	75
Apoio linguístico	9	23,7	3	25	2	28,6	3	75
Alta domicílio se o doente o desejar	4	10,5	2	16,7	1	14,3	0	0
Formação específica dos médicos e enfermeiros	n=38	100%	n=14	36,8%	n=11	28,9%	n=4	10,5%
Médicos	5	13,2	4	28,6	0	0	1	25
Na integração no serviço	5	13,2	3	21,4	0	0	1	25
Enfermeiros	12	31,6	4	28,6	2	20	2	50
Na integração no serviço	12	31,6	4	28,6	1	9,1	4	100
Apoio de outros profissionais	33	86,8	14	100	10	90,9	4	100
Participação do DeFTV na decisão quanto a:								
Tratamento médico	15	39,5	6	42,9	5	45,5	2	50
Controlo da dor	19	50	6	42,9	9	81,8	2	50
Possibilidade de ir para casa	12	31,6	8	57,1	11	100	3	75
Cuidados em regime domiciliário	3	7,9	1	7,1	2	18,2	0	0
Referenciação ao Médico Assistente/Médico de Família	6	16,8	3	21,4	2	18,2	0	0

Fonte: Elaborado pelos autores com base nos dados dos inquéritos realizados.

Cerca de 36,8% dos Serviços têm um espaço próprio ou quarto reservado para o DeFTV. De salientar a elevada percentagem dos Serviços de Cirurgia (63,6%) com este espaço.

Existem orientações sobre o acompanhamento do DeFTV em 68,4% dos serviços embora a maioria não tenha protocolos escritos. Nas áreas da Assistência Espiritual e Religiosa e no apoio linguístico, verifica-se maior prevalência destes protocolos (31,6%; 23,7% respectivamente).

De entre os profissionais de saúde que possuem formação específica, salienta-se uma maior percentagem de enfermeiros (31,6%) do que de médicos (13,2%) principalmente nos Serviços de Cirurgia e Cuidados Intensivos. Corroborando este padrão, é também nos enfermeiros que se verifica uma maior percentagem de formação aquando da integração nos serviços (Médicos=13,4%; Enfermeiros=31,5%).

86,6% dos serviços refere apoio de outros profissionais de saúde. Estas equipas multidisciplinares existem em todos os Serviços de Medicina e Cuidados Intensivos.

Inquiriram-se os serviços sobre a participação do DeFTV na decisão sobre os cuidados. 50% refere a participação na estratégia de controlo da dor e, 39,5% e 31,6% sobre o tratamento médico e a possibilidade de ir para casa, respectivamente.

Apenas em 7,9%, há possibilidade dos cuidados serem prestados em regime domiciliário (maioritariamente de Cirurgia).

16,8% dos Serviços referenciam o falecimento do doente ao Médico Assistente/Médico de Família, sendo 21,4% de Medicina e 18,2% de Cirurgia.

Estratégia de apoio à família

A grande maioria dos serviços facilita o acompanhamento da família, 24h por dia (60,6%). 81,6% dos Serviços informam a família sobre os cuidados a prestar e 65,8% têm orientações sobre como comunicar com a família em caso de morte eminente. Salienta-se que pouco mais de metade dos Serviços de Cirurgia (54,5%) refere ter estas orientações.

O telefone é o meio mais utilizado (71,7%) para dar a notícia da morte e, são os médicos (76,3%) e os enfermeiros (65,8%) responsáveis que, com mais frequência a transmitem. Este padrão de resposta mantém-se constante nos Serviços que participaram.

O Doente em Fase Terminal de Vida

Menos de metade dos Serviços (42,1%) refere a notícia do óbito ao Médico Assistente/Médico de Família com excepção dos Cuidados Intensivos que atinge 50%. Os resultados completos são apresentados em anexo (Anexo 26).

QUADRO 76
Estratégia de Apoio à Família

Estratégia de apoio à família	Todos		Serviços de Medicina		Serviços de Cirurgia		Cuidados Intensivos	
	N	%	N	%	N	%	N	%
Total	38	100	14	36,8	11	28,9	4	10,5
A família pode acompanhar o DeFTV								
24 horas por dia	23	60,6	9	64,3	7	63,6	2	50
Apenas durante o dia	11	28,9	4	28,6	3	27,3	2	50
Família é informada sobre cuidados a prestar	31	81,6	12	85,7	10	90,0	3	75
Comunicação com a família em caso de morte iminente	25	65,8	10	71,4	6	54,5	4	100
Quando a família não está presente no momento do óbito, habitualmente a notícia é dada								
Pessoalmente	24	63,2	10	71,4	5	45,5	4	100
Por contacto telefónico	27	71,1	11	78,6	9	81,8	2	50
Habitualmente a notícia é dada por								
Médico	29	76,3	10	71,4	9	81,8	4	100
Enfermeiro	25	65,8	10	71,4	8	72,8	3	75
Morte comunicada ao Médico Assistente/Médico de Família								
Frequentemente	16	42,1	5	35,7	4	36,4	2	50

Fonte: Elaborado pelos autores com base nos dados dos inquéritos realizados.

2. Experiência e formação de médicos e enfermeiros

217 profissionais dos quais 79,6% enfermeiros; 76% sexo feminino; 38 anos de idade média, 50,7% da ARS LVT

- Formação específica pré-graduada: 4,9% dos médicos; 51,1% dos enfermeiros
- Formação pós-graduada: 19,5% dos médicos e 37,5% dos enfermeiros; 18,4% em seminários/workshops
- Equipa multidisciplinar no apoio ao DeFTV e família: 59,9%
- Discussão da possibilidade de acompanhamento no domicílio: 26,8% dos médicos; 14,2% dos enfermeiros

Ao Inquérito 2, responderam 217 profissionais dos quais 79,6% enfermeiros, a maioria do sexo feminino (76%), 46,2% do grupo etário dos 25 a 34 anos (idade média de 38±11 anos), 50,7% com actividade num hospital da Região de Saúde de Lisboa e Vale do Tejo. As características gerais dos participantes encontram-se sintetizadas no Anexo 27.

A maioria dos profissionais são de hospitais dos grandes centros urbanos de Lisboa e Porto mas houve respostas muito diversas, com especial enfoque nos hospitais gerais do litoral.

FIGURA 50
Hospitais (dos profissionais participantes) e hospitais públicos em Portugal Continental

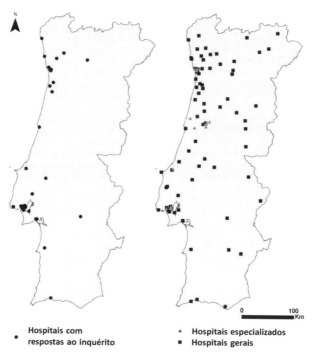

• Hospitais com respostas ao inquérito
▲ Hospitais especializados
■ Hospitais gerais

Fonte: Elaborado pelos autores com base nos dados dos inquéritos realizados.

A maioria dos Médicos é de um serviço de Medicina (61%), tal como os enfermeiros (36,4%). Mais de metade (56,1% dos médicos e 50,6% dos enfermeiros) desempenha funções num hospital da Região de Saúde de Lisboa e Vale do Tejo.

O Doente em Fase Terminal de Vida   157

QUADRO 77
Caracterização dos Profissionais de Saúde

	Médicos		Enfermeiros	
	N	%	N	%
Total	41	100,0	176	100,0
Serviços				
Urgência	6	14,6	27	15,3
Medicina	25	61,0	64	36,4
Cirurgia	7	17,1	44	25,0
Unidade de Cuidados Intensivos	3	7,3	21	11,9
NR	0	0,0	20	11,4

NR: Não responde.

Fonte: Elaborado pelos autores com base nos dados dos inquéritos realizados.

A especialidade de gastreonterologia (39,9%) e de medicina interna (29,3%) foram as mais referidas. Os enfermeiros apresentam uma maior diversidade de especialidades (13 especialidades de enfermagem *versus* 11 de medicina). A maioria dos enfermeiros refere possuir a especialidade de enfermagem médico-cirúrgica (Anexo 28).

39% dos médicos tinham concluído a licenciatura há mais 30 anos e 37,5% dos enfermeiros, entre 5 a 10 anos (Anexo 29).

Formação de médicos e de enfermeiros

Aproximadamente 95% dos médicos não receberam formação específica pré-graduada nesta área. A maioria dos enfermeiros refere um resultado contrário (51,1%). Relativamente à formação específica pós--graduada, o padrão de respostas é o mesmo para médicos e para enfermeiros (80,5% dos médicos e 61,9% dos enfermeiros).

QUADRO 78
Formação dos Médicos e Enfermeiros

	Total		Médicos		Enfermeiros	
	N	%	N	%	N	%
Total	217	100	41	18,9	176	81,8
Formação pré-graduada	92	42,4	2	4,9	90	51,1
Formação pós-graduada	74	34,1	8	19,5	66	37,5
Tipo de formação pós-graduada						
Seminários/Workshops	40	18,4	5	62,5	35	53,0
Incentivo à formação	85	39,2	10	24,4	75	42,6
Formação quando integrou o Serviço	22	10,1	2	4,9	20	11,4

Fonte: Elaborado pelos autores com base nos dados dos inquéritos realizados.

A formação específica para os médicos (19,5%) e para os enfermeiros (37,5%) decorreu da participação em seminários/workshops (62,5% dos médicos e 53,0% dos enfermeiros) de carácter académico (Anexo 30).

Metade dos participantes médicos (51,2%) refere que não existe incentivo à formação na instituição onde trabalha. No caso dos enfermeiros o padrão de reposta é inverso, 42,6% refere que existem incentivos à formação. A grande maioria dos participantes (90,2% dos médicos e 84,7% dos enfermeiros) não recebeu formação específica quando integrou o Serviço (Anexo 31 e Anexo 32).

73,2% dos médicos e 75,6% dos enfermeiros lida com mais de 10 doentes em fase terminal de vida por ano (Anexo 33).

26,8% dos médicos refere que frequentemente existe discussão na equipa sobre a possibilidade do DeFTV ser acompanhado no domicílio, mas apenas 14,2% dos enfermeiros o referem (Anexo 34).

QUADRO 79
Apoio aos Familiares do DeFTV

	Total		Médicos		Enfermeiros	
	N	%	N	%	N	%
Total	217	100	41	18,9	176	81,8
Apoio psicológico aos familiares						
Durante o processo	120	55,3	24	58,6	116	54,5
Após a morte	62	28,6	10	24,4	52	28,4
Apoio social aos familiares						
Durante o processo	164	75,6	33	80,5	131	74,4
Após a morte	44	20,3	12	29,3	32	18,2
Equipa multidisciplinar no acompanhamento do DeFTV	130	59,9	25	61	105	59,6

Fonte: Elaborado pelos autores com base nos dados dos inquéritos realizados.

Quanto à formação da família como cuidadores, os médicos (39%) consideram que é efectuada frequentemente, mas os enfermeiros (38,1%) optam pela resposta "algumas vezes" (Anexo 35).

Cerca de metade dos médicos sinalizam, algumas vezes (29,3%) ou frequentemente (29,3%), os familiares do doente para apoio psicológico durante o processo terminal. As respostas dos enfermeiros são semelhantes.

Esta referência ao psicólogo é muito menos frequente após a morte: apenas 7,3% dos médicos e 13,6% dos enfermeiros (Anexo 36).

O padrão é semelhante quanto ao apoio social: a maioria dos médicos (56,1%) e dos enfermeiros (46,6%) refere que frequentemente o procura durante o processo; já após a morte do DeFTV, isto acontece apenas em 4,9% dos médicos (4,9%) e 5,1% dos enfermeiros (Anexo 37).

QUADRO 80

Profissionais de Saúde que Integram a Equipa Multidisciplinar

	Total		Médicos		Enfermeiros	
	N	%	N	%	N	%
Total	217	100	41	18,9	176	81,8
Profissionais da equipa multidisciplinar						
Médico de família	16	7,4	2	8	14	13,3
Médicos de outra especialidade	100	46,1	20	80	80	76,2
Enfermeiro	126	58,1	22	88	104	99
Fisioterapeuta	28	12,9	5	20	23	21,9
Psicólogo	71	32,7	17	68	54	51,4
Assistente social	122	56,2	25	100	97	92,4
Assistente espiritual ou religioso	73	33,6	8	32	65	61,9
Outro[2]	14	6,5	7	28	7	6,7

[1] Total é igual ao nº de profissionais de Saúde que responderam afirmativamente à questão anterior.
Nota: a soma é superior ao total por poder ser seleccionada mais do que uma alternativa.
[2] Outros Profissionais citados: Equipa de Gestão de Altas, Equipa de Cuidados Paliativos, médico de Medicina Interna em articulação com médico de outra especialidade, Nutricionista, Unidade de Dor.

Fonte: Elaborado pelos autores com base nos dados dos inquéritos realizados.

Relativamente à existência, no Serviço, de uma estratégia de acompanhamento do DeFTV por uma equipa multidisciplinar, 41,5% dos médicos e 40,3% dos enfermeiros refere o envolvimento de uma equipa com profissionais de várias áreas (Anexo 38).

A maioria dos médicos que confirmou a existência desta equipa multidisciplinar indica médicos de outras especialidades (80%) e enfermeiros (88%) além de assistente social (100%) e psicólogo (68%).

Os enfermeiros referem que as equipas multidisciplinares são constituidas por enfermeiros (99%), médicos de outra especialidade que não médico de família (76,2%), assistente social (92,4%) e psicólogo (51,4%).

3. Discussão

Nos anos 70, em Portugal, menos de 20% dos doentes morriam nos hospitais. Em 2008, 63% das mortes ocorreram nos hospitais e a *"hospitalização da morte"* acontece, por vezes, em condições mínimas de respeito pela dignidade e humanidade do DeFTV e das famílias (Higginson *et al.* 2002; Campos e Carneiro, 2010).

As características do fim da vida associado às doenças oncológicas está na origem do desenvolvimento de cuidados especializados de apoio ao doente e à família, com ênfase na interligação entre os cuidados técnicos e as relações humanas, adaptando-os às necessidades de cada pessoa (Twycross, 2003).

Acompanhar um DeFTV exige uma organização específica dos Serviços e é um desafio profissional e pessoal para os profissionais de saúde que depende da estabilidade emocional, da atitude perante a morte e a doença e das experiências pessoais prévias (Marques *et al.* 1991).

Foram demonstradas diferenças na percepção e comportamento de médicos e enfermeiros, assim como, entre profissionais generalistas *versus* especializados. Estes têm abordagens mais positivas (Jacobs *et al.* 2002; Murakawa *et al.,* 2009; Natan *et al.* 2010).

Os resultados do estudo complementar, *inquérito sobre organização dos serviços hospitalares portugueses e experiência e formação dos profissionais*, evidenciam uma preocupação dos serviços com o DeFTV, verificando-se no entanto uma organização ainda muito frágil e pouca formação especializada.

A maioria dos serviços não dispõe de um espaço reservado para o DeFTV estar acompanhado pela família razão que pode estar relacionada com a falta de espaço físico que caracteriza a maioria dos serviços de saúde em Portugal e que está associada com um aumento da procura e necessidade de cuidados (Campos e Carneiro, 2010).

Por razões distintas, a Cirurgia e os Cuidados Intensivos são os serviços que mais dispõem deste espaço. Os primeiros pela mais baixa taxa de ocupação e os segundos pela gravidade dos doentes que admitem e que são transferidos de outros serviços em situações terminais.

Um espaço próprio que garanta a privacidade do DeFTV é recomendado em várias *guidelines* também com efeitos positivos para os restantes doentes que não são confrontados com os sentimentos e sofrimento de quem está nesta fase.

O processo terminal é reconhecido como complexo e merecedor de uma abordagem técnica e humana apropriada (Emanuel *et al.* 1999; Pereira de Moura *et al.* 1995). Os serviços hospitalares portugueses dispõem de orientações específicas mas, poucos são os que dispõem de protocolos escritos. Os profissionais identificam como barreiras e dificuldades às boas-práticas, entre outros, a ausência de guidelines e protocolos sobre os cuidados a prestar (Jacobs, 2002).

Reduzida percentagem de médicos e enfermeiros tem formação específica nesta área, o que é sintomático da ainda deficiente atenção que tem sido dada ao DeFTV e à família. Necessidades específicas e multi-factoriais implicam trabalho de equipa, atenção contínua e individualiza-da. O DeFTV deve ser acompanhado por uma equipa multidisciplinar que permita um apoio holístico e integrado.

Estudos recentes evidenciam a relevância e o interesse dos doentes em participar nas decisões associadas ao tratamento como uma partilha da decisão enquanto processo de compromisso entre a medicina baseada na evidência e o racional ético-humanista que defende a saúde centrada no cidadão (Ramos e Gonçalves, 2010).

Os Serviços de Medicina são os que mais referem a participação do DeFTV no tratamento médico, nas estratégias de controlo da dor, na possibilidade da transferência para o domicílio, o que pode estar relacio-nado com a natureza das patologias que permitem ao doente ter um grau de consciência e participação maior do que os que se encontram por exemplo nos Cuidados Intensivos.

A opção de apoio em casa ao DeFTV é ainda rara, não estando garantida a ligação entre os cuidados hospitalares e domiciliários, de modo a que sejam garantidos os melhores cuidados ao doente. A falta de equipamento adequado e um ambiente desadequado às condições do doente são causas apontadas (Higginson *et al.* 2002) para além, dos fa-miliares terem a percepção que o DeFTV é melhor cuidado no hospital onde tem, potencialmente, tudo o que necessita (Jacobs, *et al.* 2002). A impossibilidade de apoiar o doente no domicílio contradiz a convicção de que os serviços de saúde deverão permitir ao doente a possibilidade de morrer em ambiente familiar (Jonen-Thielemann, 1998).

A presença da família é fundamental tanto para o DeFTV como para o processo de perda e luto (Twycross, 2003; Kubler Ross, 2002). A famí-lia tem também um papel relevante na prestação de cuidados e aceitação da morte. Salienta-se, como aspecto positivo, que a maioria dos serviços de saúde participantes possibilita o acompanhamento do DeFTV pela família durante 24h ou pelo menos durante dia. Parece também ser prática comum entre os serviços a informação regular da família sobre os cuidados a prestar ao doente.

O modo de comunicar à família a situação do doente e o próprio óbito reveste-se de bastante complexidade para o profissional que necessita de formação e sensibilidade adequada (Tariman *et al.*, 2010; Twycross, 2003). Este momento, ainda que esperado pela família, pode desencadear reacções de choque e revolta que condicionam o seu estado emocional (Twycross, 2003; Kubler-Ross, 2002). Para o profissional de saúde este momento pode ser também gerador de ansiedade e motivo de desempenho inadequado em situações futuras. Os serviços de saúde reconhecem esta complexidade dispondo de orientações sobre o modo de transmitir a informação.

Uma das críticas de que são alvo os serviços é a da desarticulação entre níveis de cuidados e, neste estudo, a maioria dos serviços refere que não comunica ao médico assistente/família, o falecimento do doente. A articulação entre cuidados hospitalares e primários é fundamental permitindo que exista uma actualização dos registos clínicos e bases de dados de utentes, bem como um acompanhamento posterior da família.

Quanto à experiência e formação de médicos e enfermeiros, a maioria dos respondentes presta cuidados em Serviços de Medicina. Como já referido, o modo como cada profissional de saúde gere o tema da morte e o processo terminal depende da estabilidade emocional, atitude perante a morte e a doença e experiências pessoais prévias. Neste contexto, a formação recebida e a experiência são fundamentais para a prestação adequada de cuidados. Profissionais de unidades especializadas têm abordagens mais favoráveis e positivas (Jacobs *et al.*, 2002; Natan, *et al.*, 2010).

Até à segunda metade do século XX, os doentes morriam em casa, apoiados pelos familiares e amigos. Após a II Grande Guerra, verifica-se uma hospitalização da morte (Campos e Carneiro, 2010; Higginson *et al.*, 2002) associada a mudanças sociais, como por exemplo o papel da mulher que actualmente trabalha fora de casa e o envelhecimento da população que contribui para que muitas pessoas idosas não tenham familiares que possam cuidar delas (Higginson *et al.*, 2002). Paralelamente, a evolução da tecnologia médica na minimização da dor e prolongamento da vida leva a pressupor que a tendência para a morte em contexto hospitalar continue a aumentar (Jacobs, 2002; Higginson *et al.*, 2002).

Esta mudança sociocultural e clínica da morte exige uma maior flexibilidade e adaptação dos Serviços de Saúde, requerendo por parte dos profissionais novas competências e conhecimentos para trabalhar nesta área. A maioria dos médicos refere uma ausência de formação específica pré-graduada. A leitura dos curricula da maioria dos cursos de medicina e de enfermagem demonstra a existência de poucas unidades curriculares dirigidas a esta temática, mas são cada vez mais frequentes nos cursos de enfermagem.

A literatura evidencia diferenças na tipologia das percepções e comportamentos de médicos e enfermeiros (Natan, *et al.*, 2010; Murakawa e Nihei, 2009). Os médicos procuram explicar ao doente os aspectos relacionados com o processo terminal e com a morte, embora estejam mais concentrados na dimensão clínica da doença e alívio imediatos dos sintomas físicos, não estando tão receptivos a assuntos de carácter emocional (Natan *et al.*, 2010). Os enfermeiros parecem ter mais vocação para ouvir o doente e comunicar com ele e com os familiares (Natan *et al.*, 2010; Veiga *et al.*, 2009). Estes aspectos corroboram as respostas fornecidas pelos participantes. Finalmente, o aumento de DeFTV nos serviços hospitalares, a organização das Unidades de Cuidados de Paliativos, a emergência de Rede Nacional de Cuidados Continuados e a evolução dos conhecimentos também contribuíram para uma maior consciencialização dos profissionais em geral e para o reconhecimento da necessidade de adquirir competências nesta área.

Os profissionais reconhecem que o desenvolvimento de competências comunicacionais, prestação de suporte emocional ao doente e familiares, comunicação de más notícias são oportunidades que permitem melhorar o seu desempenho nos cuidados prestados aos DeFTV (Jacobs, 2002).

O DeFTV apresenta um conjunto de outras necessidades não médicas que são prestadas muitas vezes pelos familiares e amigos (Emanuel *et al.*, 1999). Deve existir, assim um apoio mais estruturado e institucional para os cuidadores informais, pois o seu papel é fundamental para a melhoria da qualidade de vida dos DeFTV, podendo simultaneamente contribuir para a minimização dos custos nos Serviços de Saúde (Emanuel *et al.*, 1999; Higginson *et al.*, 2002).

A existência de equipas multidisciplinares é uma realidade na maioria dos hospitais portugueses. O apoio psicológico é importante para a minimização da dor e de todos sentimentos associados a esta fase (Pereira de Moura *et al.*, 1995). Pelas características do processo terminal e pelas perdas que envolve não só emocionais, mas também sociais e materiais, a intervenção do assistente social é também importante e reconhecida por todos.

Morrer com dignidade implica o respeito pelo ser humano até ao final da vida.

"... *perante o doente terminal, há que aproximar, parar e ter tempo de escutar e acompanhar quem sofre e que, em última análise apenas espera outra mão para segurar a própria mão*". Este tipo de atitude é talvez um dos maiores desafios colocados aos profissionais de saúde: "*o de contribuir para a ressocialização da morte*" (Feytor Pinto, 1991, cit. por Fernandes, 1999).

CAPÍTULO V – CONCLUSÕES E RECOMENDAÇÕES

Estudo da Mortalidade baseada no verbete ou registo de óbito

Conclusão 1. Excelente base de dados. Percentagem elevada de dados omissos relacionada com as características socioeconómicas, especialmente a ocupação e educação.

Recomendação – As características mencionadas são relevantes como determinantes sociais da saúde. O preenchimento do campo relativo à "ocupação" deve ser obrigatório. No caso do falecido ser não activo, deve ser registada a sua ocupação durante a idade activa. Devem igualmente ser introduzidos campos relativos ao nível educacional.

Conclusão 2. Em Portugal, a proporção de causas de morte mal definidas é muito elevada, tendo aumentado entre 2004 e 2008. Esta é ainda mais elevada nos óbitos ocorridos em casa.

Recomendação – i) O médico responsável pelo preenchimento do certificado de óbito bem como aqueles que codificam as causas de morte devem ter acesso aos registos clínicos de forma a identificarem a correcta causa de morte, nomeadamente informação recolhida nos diferentes níveis de cuidados (primários, hospitalares e continuados); ii) Deveria existir um processo de controlo da qualidade para verificar a atribuição da causa de morte, com avaliação periódica, comparando as informações de saúde do falecido disponíveis com a causa de morte que lhe foi atribuída.

Estudo da Letalidade Intra hospitalar baseado nos Grupos de Diagnósticos Homogéneos

Conclusão 3. O Registo é dos episódios de internamento, o que permite apenas calcular taxas de letalidade intra-hospitalar. Identificadas algumas incongruências tais como: i) homens e mulheres com idades entre os 65 e 84 anos internados com complicações na gravidez, parto e puerpério; ii) idades > 150 anos (máximo 1071 anos); iii) autópsias em doentes vivos e com saída para o domicílio.

Recomendação – i) revisão do sistema de modo a interditar a introdução de códigos de causas num sexo quando são exclusivas do sexo oposto; ii) limitar a introdução de idades que se consideram impossíveis; iii) não permitir o registo de autópsias quando o motivo da alta hospitalar não se refere a um óbito.

Conclusão 4. A análise de variáveis relacionadas com o contexto socioeconómico contribui para uma visão mais global e multissectorial, associada ao conceito de saúde. Os itens actualmente registados não permitem a análise dos determinantes sociais ou apresentam grandes falhas de preenchimento.

Recomendação – i) Adicionar campos relacionados com os determinantes sociais em saúde; ii) preenchimento obrigatório do local de residência com recurso aos códigos da divisão administrativa oficiais (DICOFRE); iii) para os não residentes em Portugal, atribuição de código específico e universalmente aceite (por exemplo os utilizados pela Eurostat e OCDE) que identifique o país de residência.

Estudo cruzado das duas bases de dados

Conclusão 5. Não é possível o estudo cruzado das bases analisadas além de se identificar número excessivamente elevado e diversificado de sistemas de informação nos diversos níveis de prestação de cuidados, o que não permite interoperabilidade.

Recomendação – i) Interoperabilidade entre sistemas de informação de forma a que os dados de saúde possam ser cruzados com outros registos, nomeadamente com o certificado de óbito ou bases de outros Ministérios (exemplo da base do MTSS relativa à atribuição de subsídios por invalidez); ii) Implementação do registo clínico electrónico.

Neste trabalho, utilizaram-se estas duas fontes com o objectivo de analisar a qualidade dos dados e, contribuir, de forma positiva para uma melhoria do registo. Para 2011, a DGS e o Ministério da Justiça propõem o preenchimento electrónico e desmaterialização do formulário, o que facilita e acelera todo o processo de informação e divulgação pública que, actualmente, tem um atraso de cerca de um ano.

Slobbe (Slobbe L *et al.* 2008) compara os dados dos certificados de óbito com as notas de saída dos hospitais holandeses de 1996 a 2003, com especial ênfase para as mortes ocorridas, dentro e fora do hospital, 30, 60 e 95 dias após o internamento como meio de avaliar não só o desempenho da instituição mas principalmente os cuidados de saúde de forma global.

Apoio ao Doente em Fase Terminal da Vida e à Família

Conclusão 6. Há alguma organização dos Serviços Hospitalares mas ainda deficiente quanto a espaço, protocolos de acompanhamento e participação do doente e da família.

Recomendação – i) Todos os Serviços hospitalares devem estar organizados de forma a prestar apoio ao DeFTV e família; ii) Desenvolvimento de protocolos escritos de actuação e manuais para boas práticas padronizadas; iii) Valorização/penalização na contratualização conforme a organização dos serviços

Conclusão 7. A formação pré e pós graduada de médicos e enfermeiros é deficiente nesta área

Recomendação – i) Protocolo MS/MCTES para a integração de conteúdo curricular na formação pré-graduada dos estudantes de Medicina e de Enfermagem; ii) Responsabilização das instituições na formação e competências dos prestadores de cuidados e valorização na progressão na carreira.

Conclusão 8. Encontra-se estabelecida, de forma satisfatória, a articulação com outros profissionais de saúde, de forma a garantir o princípio da multidisciplinaridade (i.e. psicólogos, assistentes sociais), devendo continuar a ser incentivada.

CAPÍTULO VI – BIBLIOGRAFIA

ABOUZAHR C., GOLLOGLY L., STEVENS G. – Better data needed: everyone agrees, but no one wants to pay. Lancet 2010; 375(9715):619-21.

ABREU P. – Comunicação e Medicina. Ed. Virtualidade, Coimbra; 1996.

ALTO COMISSARIADO DA SAÚDE – Atlas do Plano Nacional de Saúde. Ed. Alto Comissariado da Saúde, Lisboa; 2010.

ARIÈS PHILIPPE – Sobre a História da Morte no Ocidente, desde a Idade Média. Teorema, 2010.

BBC NEWS WEBSITE – Map: Parenthood policies in Europe. 24 March 2006.

BERDOWSKIA J., BERGB R.A., TIJSSENA J.G., KOSTERA R.W. – Global incidences of out-of-hospital cardiac arrest and survival rates: Systematic review of 67 prospective studies. Resuscitation 2010; 81: 1479-87.

CAMPOS L., CARNEIRO A. – A Qualidade no PNS 2011-2016. Ed. Alto Comissariado da Saúde, Lisboa; 2010.

CANADIAN INSTITUTE FOR HEALTH INFORMATION – HSMR: A New Approach for Measuring Hospital Mortality Trends in Canada. Ed. Canadian Institute for Health Information, Ottawa; 2007.

CARRILHO M. – A situação demográfica recente em Portugal. Revista de estudos demográficos 2009; 46: 59-108.

CLAXTON-OLDFIELD S., GOSSELIN N., CLAXTON-OLDFIELD J. – Imagine you are dying: would you be interested in having a hospice palliative care volunteer? Am J Hosp Palliat Care. 2009; 26(1): 47-51.

CONSELHO NACIONAL DE ÉTICA PARA AS CIÊNCIAS DA VIDA – Parecer sobre aspectos éticos dos cuidados de saúde relacionados com o final da vida. Ed. Presidência do Conselho de Ministros, Lisboa; 2005.

COOPER R., CUTLER J., DESVIGNE-NICKENS P., FORTMANN P., FRIEDMAN L., HAVLIK R., HOGELIN G., MARLER J., McGOVERN P., MOROSCO G., MOSCA L., PEARSON T., STAMLER J., STRYER D., THOM T. – Trends and Disparities in Coronary Heart Disease, Stroke, and Other Cardiovascular Diseases in the United States: findings of the national conference on cardiovascular disease prevention. Circulation 2000; 102(25): 3137-49.

CRUZ R., NEVES R., RODRIGUES V. – Vias Verdes Coronária e do Acidente Vascular Cerebral. Indicadores de actividade. Ed. Alto Comissariado da Saúde, Lisboa; 2010.

DIAS A., QUEIRÓS A. – (2010). Integração e Continuidade de Cuidados. Alto Comissariado da Saúde.

DIAS S., SEVERO M., BARROS H. – Determinants of health care utilization by immigrants living in Portugal. BMC Health Serv Res 2008; 8: 207-13.

DIAS S., CORTES M., CARGALEIRO H., CARREIRA M., SILVA A., ALARCÃO V., HORTA R., LEMOS M. – Impact of length of stay, legal status and the other social demographics determinants in use of health care services by migrants. Eur J Public Health 2009; 19(1): 159.

D.H. – End of Life Care Strategy: Second Annual Report. Ed. Department of Health, London; 2010.

DUSSAULT G. – Fronteira I. Human Resources for Health (HRH) Plan Component of National Health Plan 2011-16. Ed. Alto Comissariado da Saúde, Lisboa; 2009.

ECONOMIC INTELLIGENCE UNIT – The Quality of Death: Ranking end-of-life care across the world. [cited 2010 Nov]. Available from: http://graphics.eiu.com/upload/QOD

EMANUEL E., FAIRCLOUGH D., SLUTSMAN J., ALPERT H., BALDWIN D., EMANUEL L. – Assistance from family members, friends, paid care givers, and volunteers in the care of terminally ill patients. The N Engl J Med 1999; 341(13): 956-63.

FALL K., GARMO H., ANDRÉN O., AXELSON A., ADOLFSSON J., ADAMI H., JOHANSSON J., HOLMBERG L. – Prostate-Specific Antigen Levels as a Predictor of Lethal Prostate Cancer. J Natl Cancer Inst 2007; 99(7): 526-32.

FERNANDES, H. – Reflectindo sobre a morte do doente oncológico. Enfermagem Oncológica. 1999; 9: 38-40.

FERNANDES, M. – Cuidar de um doente em fase terminal. Enfermagem Oncológica. 1999; 12: 20-24.

FERREIRA M., FELIX N. – Interoperabilidade numa perspectiva Hospitalar. Braga: Universidade do Minho; ano? [cited 2010 Nov]. Available from: http://www3.di.uminho.pt/

FRIED T.R., O'LEARY M.A. – Using the Experiences of Bereaved Caregivers to Inform Patient – and Caregiver-centered Advance Care Planning. J Gen Intern Med 23(10):1602-7.

FROSCH D.L., KAPLAN R.M. – Shared decision making in clinical medicine: past research and future directions. Am J Prev Med 1999; 17: 285-94.

GAKIDOU E., KING G. – Estimating adult mortality without selection bias from sibling survival data. Demography 2006; 43(3): 569-85.

GARCELL G., ARZOLA E., ISLA J., ZALDIVAR E., MONTERO P. – Tendencias de la morbilidad y letalidad hospitalaria por câncer. An Med Interna 2007; 24(1):12-14.

GIRGIS A., JOHNSON C., CURROW D., WALLER A., KRISTJANSON L., MITCHELL G., YATES P., NEIL A., KELLY B., TATTERSALL M., BOWMAN D. – Palliative Care

Needs Assessment Guidelines. Ed. The Centre for Health Research & Psycho-oncology, Newcastle; 2006.

GONÇALVES J., COSTA L. – El equipo interdisciplinar en cuidados paliativos. Conflito del equipo e su resolución. In: Trill M, Imedio M, editors. Aspectos Psicológicos en Cuidados Paliativos. La comunicación con el enfermo y família. Ed. Ades Ediciones, Madrid; 2000. p. 601-9.

GRAF C. – The Hospital admission Risk Profile (HARP). Ed. Hartford Institute for Geriatric Nursing, New York; 2008.

HAENE I., STICHELE R., PASMAN H., NOORTGATE N., BILSEN J., MORTIER F., DELIENS L. – Policies to improve end-of-life decisions in Flemish hospitals: communication, training of health care providers and use of quality assessments. BMC Palliat Care 2009; 8:20.

HECKMAN J. – Skill formation and the economics of investing in disadvantaged children. Science 2006; 312(5782): 1900-02.

HEIJINK R., KOOLMAN X., PIETER D., VEEN A., JARMAN B., WESTERT G. – Measuring and explaining mortality in Dutch hospitals; The Hospital Standardized Mortality Rate between 2003 and 2005. BMC Health Serv Res 2008; 8: 73-81.

HIGGINSON J., SEN-GUPTA J. – Place of care in advanced cancer: a qualitative systematic literature review of patient preferences. J Palliat Med 2000; 3: 287-300.

HIGGINSON I., FINLAY I., GOODWIN D., COOK A., HOOD K., EDWARDS A., DOUGLAS H., NORMAN C. – Do Hospital-Based Palliative Teams Improve Care for Patients or Families at the End of Life? J Pain Symptom Manage 2002; 23(2): 96-106.

HOGG R., CRAIG A. – Introduction to mathematical statistics. 5th ed. Prentice Hall, Inc., New Jersey; 1995.

INSTITUTO NACIONAL DE ESTATÍSTICA (INE). Óbitos por Causas de morte. Documento metodológico. Ed. INE, Lisboa; 2009.

JACOBS L.G., BONUCK K., BURTON W., MULVIHILL M. – Hospital Care at the End of Life: An Institutional Assessment. J Pain Symptom Manage 2002; 4: 291-8.

JOHNSON S., ABONYI S., JEFFERY B., HACKETT P., HAMPTOM M., McINTOSH T., MARTZ D., MUHAJARINE N., PETRUCKA P., SARI N. – Recommendations for action on the social determinants of health: a Canadian perspective. Lancet 2008; 372(9650): 1690-3.

JONEN-THIELEMAN I. – Organization of palliative medicine in the clinic and ambulatory care. Zentralbl Chir 1998;123(6): 640-8.

JUEL K., CHRISTENSEN K. – Sex mortality differences in Denmark 1840-2005. Women live longer than men, but great changes during the last 50 years. Ugeskr Laeger 2007; 169(25): 2398-2403.

JUEL K. – Life expectancy and mortality in Denmark compared to Sweden. What is the effect of smoking and alcohol? Lancet 2008; 170(33): 2423-30.

KELLEHUAR A. – A Social history of dying. Cambridge University Press, 2007.

KOSSAROVA L., HOLLAND W., NOLTE E., MCKEE M. – Measuring 'Avoidable' Mortality, Methodological note. London: School of Economics and Political Scienc; 2009.

KÜBLER-ROSS, E. – Sobre a Morte e o Morrer (3ª Ed.) (P. Meneses, Trad.). São Paulo: Martins Fontes. (trabalho original publicado em 1969). 2002.

KUNST A., RIOS M., GROENHOF F., MACKENBACH J. – Socioeconomic inequalities in stroke mortality among middle-aged men: an international overview. Stroke, 1998; 29(11): 2285-91.

LAST, JOHN – Um dicionário de epidemiologia. Oxford University Press, Oxford, 1988.

LATADO A., PASSOS L., BRAGA J., SANTOS A., GUEDES R., MOURA S., ALMEIDA D. – Preditores de Letalidade Hospitalar em Pacientes com Insuficiência Cardíaca Avançada. Arq Bras Cardiol 2006; 87(2): 185-91.

LEFÈVRE H., JOUGLA E., PAVILLON G., LE TOULLEC A. – Gender differences in premature mortality and avoidable deaths. Rev Epidemiol Sante Publique 2004; 52(4): 317-31.

LIN C., FARREL M., LAVE J., ANGUS D., BARNATO A. – Organizational Determinants of Hospital End-of-Life Treatment Intensity. Med Care 2009; 47(5): 524-30.

LOBO ANTUNES J. – A morte como opção. In O Eco Silencioso, Ed Gradiva, 2008

LOPEZ A.D., MATHERS C.D., EZZATI M., JAMISON D.T., MURRAY C.J. – Global and regional burden of disease and risk factors, 2001: systematic analysis of population health data. Lancet. 2006; 367(9524): 1747-1757.

LOPEZ A.D., MATHERS C.D. – Measuring the global burden of disease and epidemiological transitions: 2002-2030. Ann Trop Med Parasitol 2006; 100(5-6): 481-99.

LOPEZ A.D., ABOUZAHR C., SHIBUYA K., GOLLOGLY L. – Keeping count: births, deaths, and causes of death. Lancet 2007; 370(9601): 1744-6.

LUIJKX K.G., SCHOLS J.M. – Volunteers in palliative care make a difference. J Palliat Care. 2009;25(1):30-9.

LUTZ W., SCHERBOV S. – Future Demographic change in Europe: the contribution of migration in Europe and its immigrants in the 21st century new deal on a continuing dialogue of the deaf? Ed. Migration Policy Institute and Luso-American Foundation, Washington; 2006.

MACEDO M., LIMA M., SILVA A., ALCÂNTARA P., RAMALHINHO V., CARMONA J. – Prevalência, Conhecimento, Tratamento e Controlo da Hipertensão em Portugal. Estudo PAP. Rev. Port. Cardio 2007; 26: 21-39.

MACHADO M.C., SANTANA P., CARREIRO M.H., NOGUEIRA H., DIAS A., BARROSO R. – Iguais ou Diferentes? Cuidados de saúde materno-infantil a uma população de imigrantes. Ed. Bial, Lisboa; 2006.

MACHADO M.C., PEREIRA F., MACHAQUEIRO S. – Approaches to migrant health in Portugal. Eurohealth 2010;16(1):30-1.

MACIEL M. –Morte no domicílio: Experiência da equipe de Cuidados Paliativos do Hospital do Servidor Público Estadual de São Paulo. [cited 2005 Mar]. Available from: http://www.cuidadospaliativos.com.br

MAHAPATRA P., SHIBUYA K., LOPEZ A.D., COULLARE F., NOTZON F.C., RAO C., SZRETER S. – Civil registration systems and vital statistics: successes and missed opportunities. Lancet 2007; 370: 1653-63.

MARMOT M. – Interim first report on social determinants of health and the health divide in the WHO European Region. Ed. WHO-Europe, Copenhagen; 2010.

MATHERS C.D., MURRAY C.J.L., EZZATI M., GAKIDOU E., SALOMON J.A., STEIN C. –Population health metrics: crucial inputs to the development of evidence for health policy. Popul Health Metr 2003; 1: 6.

MATHERS C.D., MURRAY C.J., SALOMON J.A., SADANA R., TANDON A., LOPEZ A.D., USTÜN B., CHATTERJI S. – Healthy life expectancy: comparison of OECD countries in 2001. Aust N Z J Public Health 2003; 27(1): 5-11.(a)

MATHERS C., FAT D., INOUE M., RAO C., LOPEZ A. – Counting the dead and what they died from: an assessment of the global status of cause of death data. Bull World Health Organ 2005; 83(3): 171-7.

MATHERS C.D., BOERMA T., MA FAT D. – Global and regional causes of death. Br Med Bull 2009; 92: 7-32.

MAZANEC P., TYLER M. – Cultural Considerations in End-of-Life Care – How ethnicity, age, and spirituality affect decisions when death is imminent. Am J Nurs 2003; 103(3):50-8.

MINISTÉRIO DA SAÚDE. A Declaração de Óbito Documento necessário e importante. Ed. Ministério da Saúde, Basília; 2009.

MIYATA H., HASHIMOTO H., HORIGUCHI H., MATSUDA S., MOTOMURA N., TAKAMOTO S. – Performance of in-hospital mortality prediction models for acute hospitalization: Hospital Standardized Mortality Ratio in Japan. BMC Health Serv Res 2008; 8: 229-38.

MLADOVSKY P. ALLIN S., MASSERIA C., HERNÁNDEZ-QUEVEDO C., MCDAID D., MOSSIALOS E. – Health in European Union. Trends and Analysis. Ed. Observatory on Health Systems and Policies; 2009.

MURRAY S., BOYD K., KENDALL M., WORTH A., BENTON T., CLAUSEN H. – Dying of lung cancer or cardiac failure: prospective qualitative interview study of patients and their carers in the community. Br Med J 2002; 325(7370): 915-21.

MURRAY C.J.L., KULKARNI S.C., EZZATI M. – Understanding the coronary heart disease versus total cardiovascular mortality paradox: a method to enhance the comparability of cardiovascular death statistics in the United States. Circulation 2006; 113(17): 2071-81.

174   *A Morte e o Morrer em Portugal*

MURRAY C.J.L., RAJARATNAM J.K., MARCUS J., LAAKSO T., LOPEZ A. – What Can We Conclude from Death Registration? Improved Methods for Evaluating Completeness. PLoS Med 2010; 7(4): e1000262.

MOURA P., SIMÕES A., LOPES S., LOURENÇO A., SILVA P. – O doente terminal, aspectos práticos. Medicina Interna 1995; 2(3): 181-5.

NATAN M., GARFINKEL D., SHACHAR I. – End-of-life needs as perceived by terminally ill older adult patients, family and staff. Eur J Oncol Nurs 2010; 14(4): 299-303.

NICOLAU R., MACHADO, A., FALCÃO J., LIRA M. – Distribuição dos Internamentos Hospitalares em Portugal Continental: Agregação geográfica e determinantes. Ed. INSA, Lisboa; 2009.

NOLTE E., MCKEE M. – Does care save Lives? Avoidable mortality revisited. Ed. The Nuffield Trust, London; 2004.

NOLTE E., MCKEE M. – Measuring the Health of Nations: updating an earlier analysis. Health Aff 2008; 27(1): 58-71.

NUNES A. – Preparação dos profissionais de enfermagem para o acompanhamento de doentes em situação terminal de vida [master's thesis]. Lisboa: Instituto Superior de Psicologia Aplicada; 2005.

OECD. Health at a Glance Europe, 2010.

PEIXOTO H., SOUZA M. – O Indicador Anos Potenciais de Vida Perdidos e a Ordenação das Causas de Morte em Santa Catarina, 1995. IESUS 1999; 8(1): 17-25.

PEREIRA M. – Comunicação de más notícias em saúde e gestão do luto – Contributos para a formação em enfermagem [PhD thesis]. Porto: Faculdade de Psicologia e de Ciências de Educação da Universidade do Porto; 2005.

PESTANA M.H., GAGEIRO J.N. – Análise de dados para as ciências sociais. A complementaridade do SPSS. 3rd ed. Edições Sílabo, Lisboa; 2003. Pio Abreu (1996). Comunicação e Medicina. Coimbra: Virtualidade. pp. 71-84.

PINTO, C. – O respeito no cuidado de enfermagem: perspectiva do doente terminal [master's thesis]. Porto: Faculdade de Medicina da Universidade do Porto; 2003.

POLPRASERT W., RAO C., ADAIR T., PATTARAARCHACAI J., PORAPAKKHAM Y., LOPEZ A.D. – Cause-of-death ascertainment for deaths that occur outside hospitals in Thailand: application of verbal autopsy methods. Popul Health Metr 2010; 8: 13-28.

RABIAIS S., BRANCO M., FALCÃO J. – Atlas da mortalidade por doenças não neoplásicas em Portugal 1999-2001. Ed. INSA, Lisboa; 2004.

RAJARATNAM J.K., MARCUS J.R., LEVIN-RECTOR A., CHALUPKA N.A., WANG H., DWYER L., COSTA M., LOPEZ A.D., MURRAY C.J.L. – Worldwide mortality in men and women aged 15-59 years from 1970 to 2010: a systematic analysis. Lancet 2010; 375(9727): 1668-70.

RAMOS V., GONÇALVES C. – (2010). Cidadania e saúde. Um caminho a percorrer... Alto Comissariado da Saúde.

RECOMMENDATION REC. – 24 of the Committee of Ministers to member states on the organisation of palliative care. Adopted by the Committee of Ministers on 12 November 2003 at the 860th meeting of the Minister's Deputies. 2003.

ROSA M., SANTOS H., SEABRA T. – Contributos dos Imigrantes na Demografia Portuguesa: o papel das populações de nacionalidade estrangeira. Ed. Alto--Comissariado para a Imigração e Minorias Étnicas (ACIME), Lisboa; 2004.

SALOMAA V., KETONEN M., KOUKKUNEN H., IMMONEN-RÄIHÄ P., JERKKOLA T., KÄRJÄ-KOSKENKARI P., MÄHÖNEN M., NIEMELÄ M., KUULASMAA K., PALOMÄKI P., MUSTONEN J., ARSTILA M., VUORENMAA T., LEHTONEN A., LEHTO S., MIETTINEN H., TORPPA J., TUOMILEHTO J., KESÄNIEMI Y.A., PYÖRÄLÄ K. – Decline in Out of Hospital Coronary Heart Disease Deaths: The FINAMI Study. Circulation 2003; 108: 691-6.

SANTANA P. – Poverty, social exclusion and Health. Soc Scienc & Medic 2002; 55: 132-45.

SANTANA P. – Geografias da saúde e do desenvolvimento. Evolução e tendências em Portugal. Ed. Almedina, Coimbra; 2005.

SCOTT S. – Life-Support Interventions at the End of Life: Unintended Consequences. Am J Nurs 2010; 110(1): 32-9.

SLEEBOS J.E. – Low fertility rates in OECD countries: facts and policy responses, 2003.

SLOBBE L., ARAH O., BRUIN A., WESTERT G. – Mortality in Dutch hospitals: Trends in time, place and cause of death after admission for myocardial infarction and stroke. An observational study. BMC Health Serv Res 2008; 8: 52-63.

SOUZA L., SOUZA L., SOUZA A. – A ética no cuidado durante o processo de morrer: relato de experiência. Rev Bras Enferm 2005; 58(6): 731-5.

SUBRAMANIAN S.V., ELWERT F., CHRISTAKIS N. – Widowhood and mortality among the elderly: the modifying role of neighborhood concentration of widowed individuals. Soc Sci Med 2008; 66: 873-84.

TILDEN V., THOMPSON S. – Policy issues in end-of-life care. J Prof Nurs 2009; 25(6)363-8.

TILDEN V.P., THOPMSON S.R.N. – Policy issues in end-of-life care. J Prof Nurs. 2009; 25: 363-8.

TOVIM D., WOODMAN R., HARRISON J., POINTER S., HAKENDORF P., HENLEY G. – Measuring and reporting mortality in hospital patients. Ed. Australian Institute of Health and Welfare, Camberra; 2009.

TREURNIET H., BOSHUIZEN H., HARTELOH P. – Avoidable mortality in Europe (1980--1997): a comparison of trends. J Epidemiol Community Health 2004; 58: 290-5.

176   *A Morte e o Morrer em Portugal*

TRIGOSO J.M. – Dimensão e características dos acidentes rodoviários com jovens 18-24. Presented at: jovens 18-24 anos e sinistralidade rodoviária; 2010 Oct 25-26; Lisboa.

TWYCROSS, R. – *Cuidados Paliativos* (2ª Ed.) (J. N. Almeida, Trad.) Lisboa: Climepsi Editores. 2003

ROSENBERG, STEVEN A. – Human cancer immunotherapy: progress and problems. Paper presented at: Cancer Vaccines 2005: Barriers, Endpoints & Opportunities; 2005 Oct 5-7; New York, NY.

TU J., NARDI L., FANG J., LIU J., KHALID L., JOHANSEN H. – National trends in rates of death and hospital admissions related to acute myocardial infarction, heart failure and stroke, 1994–2004. Can Med Assoc J 2009; 180(13): 118-25.

VEIGA A., BARROS C., COUTO P., VIEIRA P. – Pessoa em fase final de vida: que intervenções terapêuticas de enfermagem no serviço de urgência? 2009; 2(10): 47-56.

WASHINGTON STATE DEPARTMENT OF HEALTH. – Guidelines for Using Confidence Intervals for Public Health Assessment. Washington: Washington State Department of Health; 2002 Jan 8. [cited 2010 Nov]. Available from: http://www.doh.wa.gov/data/guidelines.

WHITE PAPER ON STANDARDS AND NORMS FOR HOSPICE AND PALLIATIVE CARE IN EUROPE: part 1. EUROPEAN JOURNAL OF PALLIATIVE CARE, 2009; 16(6).

WINKLEBY M., SUNDQUIST K., CUBBIN C. – Inequities in coronary heart disease incidence and case fatality by neighbourhood deprivation. Am J Prev Med 2007; 32(2): 97-106.

WINGATE S., WIEGAND D. – End-of-Life Care in the Critical Care Unit for Patients with Heart Failure. Crit Care Nurse 2008; 28(2): 38-45.

WOOD J., SMITH C. – End-of-life care: preparing patients and families. Nat Rev Urol 2010; 7(8): 425-34.

WRIGHT M., WOOD J., LYNCH T., CLARK D. – Mapping levels of palliative care development: a global view International Observatory on End of Life Care. Lancaster: Lancaster University; 2006 [cited 2010 Nov]. Available from: www.eolc-observatory.net/global.

WHO, Definition of palliative care. Available from: www.who.int/cancer/palliative 2002.

WHO. Global action against cancer. Ed. World Health Organization/UICC, Geneva; 2003.

WHO. The European health report 2009: health and health systems. Ed. WHO Regional Office for Europe, Copenhagen; 2009.

WHO. European health for all database, WHO Regional Office for Europe, Copenhagen, (updated: January 2011).

Bibliografia 177

Outras fontes:
www.ine.pt
http://portalcodgdh.min-saude.pt/index.php
http://epp.eurostat.ec.europa.eu/portal/page/portal/eurostat/home/
http://www.hesonline.nhs.uk
http://data.euro.who.int/hfadb/

ANEXOS

Anexos   181

ANEXO 1
Códigos da 9ª e 10ª revisão
da Classificação Internacional de Doenças (CID)

Causa de morte	CID-9	CID-10
Total	001-E999	A00-Y89
D. infecciosas e parasitárias	001-139	A00-B99
Tumores malignos	140-208	C00-C97
Rastreáveis		
Cólon, recto e ânus	153-154	C18, C19-C20-C21
Mama feminina	174-175	C50
Colo do útero	180	C53
Diabetes mellitus	250	E10-E14
Abuso de álcool	291,303	F10
D. isquémica cardíaca	410-414	I20-I25
Acid. vascular cerbral	430-438	I60-I69
D. aparelho respiratório	460-519	J00-J99
D. aparelho digestivo	520-579	K00-K93
D. pele e tecido celular subcutâneo	680-709	L00-L99
D. sistema osteomuscular/tecido conjuntivo	710-739	M00-M99
D. aparelho geniturinário	580-629	N00-N99
Sintomas, sinais, exames anormais, causas mal definidas	780-799	R00-R99
Causas externas de lesão e envenenamento	E800-E999	V01-Y89

Fonte: Classificação Internacional de Doenças, 9ª e 10ª revisões – CID-9 e CID-10.

ANEXO 2
Códigos da 9ª e 10ª revisão da CID – causas de mortalidade evitável

Causa de morte	CID-9	CID-10
Sensíveis à prevenção primária		
TM traqueia, brônquios e pulmão	162	C33-C34
Cirrose do fígado	571	K70.3, K71.7, K74.3, K74.4, K74.5, K74.6
Acidentes com veículos a motor	E810-E825	V02-V04, V09, V12-V14, V19-V79, V86-V89
Sensíveis aos cuidados de saúde		
Infecções intestinais (0-14 anos)	001-009	A00-A09
Tuberculose	010-018, 137	A15-A19, B90
Outras infecções (Difteria, Tétano, Poliomielite)	032, 037, 045	A36, A35, A80
Tosse convulsa e sarampo (0-14 anos)	33, 55	A37, B05
Septicemia	38	A40-A41
TM cólon e recto	153-154	C18-C21
TM pele	173	C44
TM mama feminina	174	C50
TM colo do útero	180	C53
TM outras partes do útero (0-44 anos)	179, 182	C54, C55
TM testículo	186	C62
Doença de Hodgkin	201	C81
Leucemia (0-44 anos)	204-208	C91-C95
Doenças da tiróide	240-246	E00-E07
Diabetes mellitus (0-49 anos)	250	E10-E14
Epilepsia	345	G40-G41
D. reumáticas crónicas do coração	393-398	I05-I09
D. hipertensivas	401-405	I10-I13, I15
D. isquémica cardíaca	410-414	I20-I25
Acid. vascular cerebral	430-438	I60-I69
Todas as d. respiratórias (excl. pneumonia/influenza) (1-14 anos)	460-479, 488-519	J00-J09, J20-J99
Gripe	487	J10-J11
Pneumonia	480-486	J12-J18
Úlcera péptica	531-533	K25-K27
Apendicite	540-543	K35-K38
Hérnia abdominal	550-553	K40-K46
Colelitíase e colecistite	574-575.1	K80-K81
Nefrite e nefrose	580-589	N00-N07, N17-N19, N25-N27
Hiperplasia benigna da próstata	600	N40
Complic. gravidez, parto e puerpério	630-676	O00-O99
Algumas afectações orig. período perinatal	760-779	P00-P96, A33, A34
Malformações cong. do aparelho circulatório	745-747	Q20-Q28
Acid. provocados em pacientes durante proc. médico ou cirúrgico	E870-E876, E878-E879	Y60-Y69, Y83-Y84

Nota: Para o cálculo dos Anos de Vida Potencial Perdidos para estes conjuntos de causas foram considerados os óbitos dos 0 aos 69 anos, excepto quando indicado outro intervalo de idades.

Fonte: Nolte, E., McKee, M., *Does healthcare save lives? Avoidable mortality revisited*. London, Nuffield Trust, 2004.

Anexos 183

Anexo 3
Intervalo de confiança para a taxa de mortalidade
por sexo e por grupo etário

	2000	2004	2008
	TM [1] (95% IC)	TM [1] (95% IC)	TM [1] (95% IC)
Total	12,1 (12,0;12,2)	11,4 (11,3;11,4)	11,5 (11,4;11,6)
Sexo			
H	13,2 (13,1;13,3)	12,4 (12,3;12,5)	12,3 (12,2;12,5)
M	11,1 (11,0;11,2)	10,5 (10,4;10,5)	10,7 (10,6;10,8)
Grupo etário			
15-24	0,8 (0,8;0,9)	0,6 (0,5;0,6)	0,4 (0,4;0,5)
25-44	1,7 (1,6;1,7)	1,4 (1,3;1,4)	1,1 (1,1;1,2)
45-64	5,9 (5,8;6,0)	5,3 (5,2;5,4)	5,1 (5,0;5,2)
65-74	21,8 (21,5;22,1)	19,0 (18,7;19,2)	17,0 (16,8;17,3)
75-84	63,5 (62,8;64,2)	57,2 (56,6;57,8)	52,7 (52,1;53,2)
85 e mais	185,7 (183,4;187,9)	176,6 (174,5;178,7)	174,5 (172,6;176,4)

[1] Por 1000 habitantes.
Fonte: INE, 2010.

Anexo 4
Evolução da taxa de mortalidade por grupo etário e sexo

	2000			2004			2008			Variação 2000-08 (%)		
	Pop (x10³)	Óbts	TM [1]	Pop (x10³)	Óbts	TM [1]	Pop (x10³)	Óbts	DR [1]	Pop	Óbts	TM
Total	8198	99025	12,1	8463	96249	11,4	8595	98840	11,5	4,8	-0,2	-4,8
Sexo e grupo etário												
15-24												
H	712	875	1,2	645	519	0,8	586	343	0,6	-17,6	-60,8	-52,4
M	691	260	0,4	622	185	0,3	563	133	0,2	-18,4	-48,8	-37,3
25-44												
H	1427	3549	2,5	1513	3084	2,0	1528	2427	1,6	7,1	-31,6	-36,1
M	1453	1271	0,9	1522	1133	0,7	1524	993	0,7	4,9	-21,9	-25,5
45-64												
H	1106	9100	8,2	1173	8826	7,5	1247	9048	7,3	12,8	-0,6	-11,8
M	1216	4618	3,8	1274	4242	3,3	1347	4116	3,1	10,8	-10,9	-19,6
65-74												
H	417	12522	30,0	438	11443	26,1	436	10280	23,6	4,5	-17,9	-21,4
M	521	7958	15,3	540	7108	13,2	534	6240	11,7	2,6	-21,6	-23,5
75-84												
H	206	16460	80,1	233	17031	73,0	260	17676	68,0	26,4	7,4	-15,1
M	309	16215	52,4	354	16590	46,8	392	16690	42,5	26,9	2,9	-18,9
85 e mais												
H	44	9113	205,6	48	9206	193,8	58	11024	189,3	31,4	21,0	-7,9
M	97	17084	176,5	100	16882	168,4	119	19870	167,2	22,8	16,3	-5,3

[1] Por 1000 habitantes.
Fonte: INE, 2010.

Anexo 5
Óbitos (nº e %) em 2008 por grupo etário, estado civil e sexo

	Total		15-24		25-34		35-44		45-54		55-64		65-74		75 e mais	
	Óbts	%	Óbts	%	Óbts	%	Óbts	%	Óbts	%	Óbts	%	Óbts	%	Óbts	%
Total																
H	50798	100	343	100	790	100	1637	100	3485	100	5563	100	10280	100	28700	100
M	48042	100	133	100	305	100	688	100	1463	100	2653	100	6240	100	36560	100
Estado civil																
Solteiro																
H	5926	11,7	335	97,7	591	74,8	794	48,5	920	26,4	712	12,8	883	8,6	1691	5,9
M	5815	12,1	121	91,0	180	59,0	219	31,8	244	16,7	338	12,7	648	10,4	4065	11,1
Casado																
H	31652	62,3	8	2,3	166	21,0	646	39,5	1986	57,0	3953	71,1	7842	76,3	17051	59,4
M	13036	27,1	9	6,8	96	31,5	369	53,6	900	61,5	1703	64,2	3175	50,9	6784	18,6
Divorciado																
H	2360	4,6	0	0,0	31	3,9	177	10,8	498	14,3	625	11,2	498	4,8	531	1,9
M	1651	3,4	3	2,3	22	7,2	72	10,5	217	14,8	245	9,2	294	4,7	798	2,2
Viúvo																
H	10732	21,1	0	0,0	1	0,1	14	0,9	65	1,9	244	4,4	1023	10,0	9385	32,7
M	27396	57,0	0	0,0	4	1,3	25	3,6	92	6,3	358	13,5	2109	33,8	24808	67,9
Ignorado																
H	128	0,3	0	0,0	1	0,1	6	0,4	16	0,5	29	0,5	34	0,3	42	0,1
M	144	0,3	0	0,0	3	1,0	3	0,4	10	0,7	9	0,3	14	0,2	105	0,3

Fonte: INE, 2010.

Anexo 6
Evolução da população média residente em Portugal Continental com 15 e mais anos, por condição perante o trabalho

	2000		2004		2008		Variação 2000-08 (%)	
	Pop (x10³)	%	Pop (x10³)	%	Pop (x10³)	%	Pop	%
Total	8198	100,0%	8463	100,0%	8595	100,0%	4,9	0,0
Condição perante o trabalho								
Activo	5017	61,2%	5262	62,1%	5381	62,6%	7,3	2,3
Empregado	4817	96,0%	4904	93,2%	4968	92,3%	3,1	-3,8
Desempregado	200	4,0%	358	6,8%	413	7,7%	106,7	92,7
Não activo	3169	38,7%	3204	37,8%	3216	37,4%	1,5	-3,2
Serviço militar obrigatório	12	0,1%	5	0,1%	0	0,0%	-100,0	-100,0

Fonte: INE, 2010.

Anexos 185

ANEXO 7
Evolução dos óbitos (nº e %) por condição perante o trabalho

	2000		2004		2008		Variação 2000-08 (%)	
	Óbts	%	Óbts	%	Óbts	%	Óbts	%
Total	99025	100,0	96249	100,0	98840	100,0	-0,2	0,0
Condição perante o trabalho								
À procura do 1º emprego								
15-64	61	0,1	49	0,1	17	0,0	-72,1	-100,0
15-24	17	0,0	14	0,0	6	0,0	-64,7	0,0
25-44	42	0,0	34	0,0	11	0,0	-73,8	0,0
Empregado								
15-64	8394	8,5	7466	7,8	7247	7,3	-13,7	-13,5
65 e mais	945	1,0	763	0,8	273	0,3	-71,1	-71,1
À procura de novo emprego								
15-64	138	0,1	117	0,1	283	0,3	105,1	105,5
25-44	88	0,1	67	0,1	112	0,1	27,3	0,0
45-64	41	0,0	45	0,0	160	0,2	290,2	n. apl.
Não activo								
15-64	11080	11,2	10358	10,8	6817	6,9	-38,5	-38,4
15-24	594	0,6	407	0,4	220	0,2	-63,0	-62,9
25-64	10486	10,6	9951	10,3	6597	6,7	-37,1	-37,0
65 e mais	78407	79,2	77496	80,5	81324	82,3	3,7	3,9
NS/NR	0	0,0	0	0,0	2879	2,9	n. apl.	n. apl.

NS/NR: Não sabe/Não responde.
Fonte: INE, 2010.

ANEXO 8
Intervalo de confiança para a taxa de mortalidade
por condição perante o trabalho

	2000	2004	2008
	TM [1] (95% IC)	TM [1] (95% IC)	TM [1] (95% IC)
Total	12,1	11,4	11,5
	(12,0;12,2)	(11,3;11,4)	(11,4;11,6)
Condição perante o trabalho			
Activo	1,9	1,6	1,5
	(1,9;1,9)	(1,6;1,6)	(1,4;1,5)
Empregado	1,9	1,7	1,5
	(1,9;2,0)	(1,6;1,7)	(1,5;1,5)
Desempregado	1,0	0,5	0,7
	(0,9;1,1)	(0,4;0,5)	(0,6;0,8)
À procura do 1º emprego	2,4	1,0	0,3
	(1,8;2,9)	(0,7;1,3)	(0,2;0,4)
À procura de novo emprego	0,8	0,4	0,8
	(0,7;0,9)	(0,3;0,4)	(0,7;0,9)
Não activo	28,2	27,4	27,4
	(28,1;28,4)	(27,2;27,6)	(27,2;27,6)

[1] Taxa de mortalidade por 1000 habitantes.
Fonte: INE, 2010.

Anexo 9
Evolução dos óbitos (nº e %) por situação na profissão e profissão – população média empregada

	2000		2004		2008		Variação 2000-08 (%)	
	Óbts	%	Óbts	%	Óbts	%	Óbts	%
Total	9339	100,0	8229	100,0	7520	100,0	-19,5	0,0
Situação na profissão								
Empregador	111	1,2	76	0,9	48	0,6	-56,8	-46,3
Trabalhador por conta de outrem	7565	81,0	6445	78,3	5576	74,1	-26,3	-8,5
Trabalhador por conta própria	1614	17,3	1600	19,4	1179	15,7	-27,0	-9,3
Profissão (Grandes grupos CNP94)[1]								
Membros das Forças Armadas (0)	61	0,7	60	0,7	82	1,1	34,4	66,9
Quadros Superiores, Dirigentes e Especialistas (1 e 2)	1457	15,6	1220	14,8	600	8,0	-58,8	-48,9
Quadros Intermédios (3)	519	5,6	313	3,8	479	6,4	-7,7	14,6
Pessoal dos Serviços (4 e 5)	1611	17,3	1303	15,8	1054	14,0	-34,6	-18,7
Trabalhadores qualificados Agricultura e Pescas (6)	831	8,9	705	8,6	266	3,5	-68,0	-60,2
Operários e similares (7 e 8)	3987	42,7	3377	41,0	2471	32,9	-38,0	-23,0
Trabalhadores não qualificados (9)	718	7,7	1185	14,4	1901	25,3	164,8	228,8

[1] Grandes grupos da Classificação Nacional de Profissões de 1994: Anexo 10.
Nota: A soma dos óbitos das diversas modalidades apresentadas, para cada uma das variáveis 'Situação na profissão' e 'Profissão', é inferior ao total de óbitos devido à existência de casos em que a situação na profissão e a profissão do falecido são desconhecidas.
Fonte: INE, 2010.

Anexo 10
Grandes Grupos da Classificação Nacional de Profissões de 1994

Código	Designação
0	Membros das Forças Armadas
1	Quadros Superiores da Administração Pública, Dirigentes e Quadros Superiores de Empresas
2	Especialistas das Profissões Intelectuais e Científicas
3	Técnicos e Profissionais de Nível Intermédio
4	Pessoal Administrativo e Similares
5	Pessoal dos Serviços e Vendedores
6	Agricultores e Trabalhadores Qualificados da Agricultura e Pescas
7	Operários, Artífices e Trabalhadores Similares
8	Operadores de Instalações e Máquinas e Trabalhadores da Montagem
9	Trabalhadores não Qualificados

Fonte: Classificação Nacional de Profissões, Versão 1994 – CNP94.

Anexo 11
Intervalo de confiança para a taxa de mortalidade por situação na profissão e profissão – população média empregada

	2000	2004	2008
	TM [1] (95% IC)	TM [1] (95% IC)	TM [1] (95% IC)
Total	1,9	1,7	1,5
	(1,9;2,0)	(1,6;1,7)	(1,5;1,5)
Situação na profissão			
Empregador	0,4	0,2	0,2
	(0,3;0,4)	(0,2;0,3)	(0,1;0,2)
Trabalhador por conta de outrem	2,2	1,8	1,5
	(2,1;2,2)	(1,7;1,8)	(1,4;1,5)
Trabalhador por conta própria	1,9	1,8	1,3
	(1,8;2,0)	(1,7;1,9)	(1,3;1,4)
Profissão (Grandes grupos CNP94)[2]			
Membros das Forças Armadas (0)	1,9	1,7	2,7
	(1,4;2,4)	(1,3;2,1)	(2,1;3,3)
Quadros Superiores, Dirigentes e Especialistas (1 e 2)	2,2	1,4	0,8
	(2,1;2,3)	(1,3;1,5)	(0,7;0,8)
Quadros Intermédios (3)	1,4	0,8	1,0
	(1,3;1,5)	(0,7;0,9)	(0,9;1,1)
Pessoal dos Serviços (4 e 5)	1,5	1,1	0,9
	(1,4;1,5)	(1,1;1,2)	(0,8;0,9)
Trabalhadores qualificados Agric. e Pescas (6)	1,6	1,3	0,5
	(1,5;1,7)	(1,2;1,4)	(0,4;0,6)
Operários e similares (7 e 8)	2,7	2,5	1,8
	(2,6;2,8)	(2,4;2,6)	(1,8;1,9)
Trabalhadores não qualificados (9)	1,1	2,0	3,0
	(1,0;1,2)	(1,9;2,1)	(2,9;3,2)

[1] Por 1000 habitantes.
[2] Grandes Grupos da Classificação Nacional de Profissões (1994): anexo 10.
Fonte: INE, 2010.

Anexo 12
Evolução dos óbitos (nº e %) por base de indicação da causa de morte

	2000		2004		2008		Variação 2000-08 (%)	
	Óbts	%	Óbts	%	Óbts	%	Óbts	%
Total	99025	100,0	96249	100,0	98840	100,0	-0,2	0,0
Base de indicação da causa de morte								
Elementos de ordem clínica	90353	91,2	89159	92,6	89327	90,4	-1,1	-1,0
Exame histológico	2313	2,3	0	0,0	0	0,0	n. apl.	n. apl.
Autópsia	5803	5,9	6229	6,5	6075	6,1	4,7	4,9
Auto lavrado pela autoridade administrativa	289	0,3	338	0,4	736	0,7	154,7	155,1
Outros documentos oficiais	267	0,3	523	0,5	999	1,0	274,2	274,9
Ignorado	0	0,0	0	0,0	1703	1,7	n. apl.	n. apl.

Fonte: INE, 2010.

Anexo 13
Evolução das autópsias (nº e %) por local do óbito

	2000		2004		2008		Variação 2000-08 (%)	
	Óbts	%	Óbts	%	Óbts	%	Óbts	%
Total	5803	100,0	6229	100,0	6075	100,0	4,7	0,0
Local do óbito								
Hospital/clínica	2528	43,6	2355	37,8	2227	36,7	-11,9	-15,9
Num domicílio	1014	17,5	ND	ND	1821	30,0	79,6	71,5
Noutro local	2261	39,0	ND	ND	2027	33,4	-10,3	-14,4

ND – Valor não disponível por confidencialidade estatística.
Fonte: INE, 2010.

Anexo 14
Óbitos (nº e %) em 2008 segundo o local do óbito por grupo etário e sexo

	Total	Hospital/clínica		Num domicílio		Noutro local	
		N	%	N	%	N	%
Total	98840	60692	61,4	29518	29,9	8630	8,7
Sexo							
H	50798	32521	64,0	13702	27,0	4575	9,0
M	48042	28171	58,6	15816	32,9	4055	8,4
Grupo etário							
15-24	476	233	48,9	63	13,2	180	37,8
H	343	159	46,4	42	12,2	142	41,4
M	133	74	55,6	21	15,8	38	28,6
25-44	3420	2030	59,4	715	20,9	675	19,7
H	2427	1342	55,3	513	21,1	572	23,6
M	993	688	69,3	202	20,3	103	10,4
45-64	13164	9238	70,2	2717	20,6	1209	9,2
H	9048	6187	68,4	1901	21,0	960	10,6
M	4116	3051	74,1	816	19,8	249	6,0
65-74	16520	11457	69,4	3933	23,8	1130	6,8
H	10280	7119	69,3	2423	23,6	738	7,2
M	6240	4338	69,5	1510	24,2	392	6,3
75-84	34366	21508	62,6	10280	29,9	2578	7,5
H	17676	11413	64,6	5034	28,5	1229	7,0
M	16690	10095	60,5	5246	31,4	1349	8,1
85 e mais	30894	16226	52,5	11810	38,2	2858	9,3
H	11024	6301	57,2	3789	34,4	934	8,5
M	19870	9925	49,9	8021	40,4	1924	9,7

Fonte: INE, 2010.

Anexo 15
Resultados do teste de independência do Qui-quadrado e medidas de associação.

	Local			Pearson Chi-Square			Phi		Cramer's V		Contingency Coeff.	
	1	2	3	Value	df	Asymp. Sig. (2-sided)	Value	Approx. Sig.	Value	Approx. Sig.	Value	Approx. Sig.
Sexo												
H	64,0	27,0	9,0	$417,989^2$	2	,000	,065	,000	,065	,000	,065	,000
M	58,6	32,9	8,4									
Grupo etário												
15-24	48,9	13,2	37,8	$3267,013^2$	10	,000	,182	,000	,129	,000	,179	,000
25-44	59,4	20,9	19,7									
45-64	70,2	20,6	9,2									
65-74	69,4	23,8	6,8									
75-84	62,6	29,9	7,5									
85 e mais	52,5	38,2	9,3									
Local de residência												
Norte	58,5	35,8	5,8	$1267,118^2$	8	,000	,113	,000	,080	,000	,112	,000
Centro	61,3	29,6	9,2									
LVT	64,2	25,6	10,2									
Alentejo	58,7	28,3	13,0									
Algarve	65,0	26,1	8,9									
Estado civil												
Solteiro	56,2	31,5	12,3	$1352,111^2$	8	,000	,117	,000	,083	,000	,116	,000
Casado	67,1	25,8	7,1									
Viúvo	56,2	34,5	9,3									
Divorc.	63,3	26,1	10,6									
Ignor.	58,0	30,2	11,7									
Condição perante o trabalho												
Activo	64,6	19,3	16,1	$993,356^2$	4	,000	,100	,000	,071	,000	,100	,000
Não activo	60,9	31,1	8,0									
NS/NR	69,8	20,2	10,0									
Profissão (Grandes grupos CNP94)^2												
TQ (0 a 8)	65,3	19,0	15,7	$751,276^2$	4	,000	,087	,000	,062	,000	,087	,000
TNQ (9)	61,7	20,8	17,5									
CNP ignor.	61,2	30,6	8,2									
Nacionalidade												
Port.	61,4	29,9	8,7	$34,052^2$	2	,000	,019	,000	,019	,000	,019	,000
Estr.	64,0	27,0	9,0	$417,989^2$	2	,000	,065	,000	,065	,000	,065	,000

Nota 1: Modalidades para o local de óbito:
    1 – Hospital/clínica
    2 – Em casa
    3 – Noutro local
Nota 2: 0 células (0,0%) têm frequência esperada inferior a 5 unidades.
NS/NR: Não sabe/Não responde; TQ: Trabalhador qualificado; TNQ: Trabalhador não qualificado.
Fonte: Elaborado pelos autores com base nos dados do INE

Anexo 16
Resultados do teste de independência do Qui-quadrado e medidas de associação

	Local [1]			Pearson Chi-Square			Phi		Cramer's V		Contingency Coeff.	
	1	2	3	Value	df	Asymp. Sig. (2-sided)	Value	App. Sig.	Value	App. Sig.	Value	App. Sig.
Causa de morte												
D. infec. parasitárias	91,9	6,0	2,0	17562,587[2]	28	,000	,444	,000	,314	,000	,406	,000
Tumores malignos	74,8	22,2	3,0									
Cólon, recto, ânus	74,9	22,3	2,8									
Mama feminina	72,1	22,6	5,3									
Colo do útero	83,3	12,9	3,9									
Diabetes	61,9	31,2	7,0									
Abuso álcool	53,7	35,8	10,4									
DIC	51,7	39,2	9,1									
AVC	51,3	40,5	8,3									
D. ap. respiratório	76,8	18,9	4,3									
D. ap. digestivo	88,6	9,5	1,8									
D. sist. osteomusc./tec. conjuntivo	81,3	16,7	2,0									
D. sist. genituri.	83,4	13,3	3,3									
Causas mal defin.	25,5	51,8	22,7									
Causas externas	46,2	19,5	34,4									

Nota 1: Modalidades para o local de óbito:
    1 – Hospital/clínica
    2 – Em casa
    3 – Noutro local
Nota 2: 0 células (0,0%) têm frequência esperada inferior a 5 unidades.
Fonte: Elaborado pelos autores com base nos dados do INE.

Anexos

ANEXO 17
Códigos da 9ª revisão da Classificação Internacional de Doenças (CID) – Causas de internamento

Causas de Internamento	CID-9
D. Infecciosas e parasitárias	001-139
Tuberculose	010-018,137
HIV/SIDA	042-044
Hepatite viral	070
Tumores Malignos	140-208
Gastrointestinais	150-151,153-155, 157
Cólon, recto e ânus	153-154
Laringe e traqueia/brônquios/pulmão	161-162
Pele	172
Ginecológicos	174, 179, 180, 182, 183.0
Mama feminina	174
Colo do útero	180
Próstata	185
Rim e bexiga	188, 189.0
Tecido linfático/hematopoético	200-208
Diabetes Mellitus	250
Perturbações mentais e do comportamento	290-319
Abuso de álcool	291, 303
Dependência de drogas, toxicomania	304-305
D. do aparelho circulatório	390-459
DIC	410-414
AVC	430-438
D. do aparelho respiratório	460-519
Pneumonia	480-486
D. crónicas das vias respiratórias inferiores	490-494, 496
Com asma	493
D. do aparelho digestivo	520-579
Doença crónica do fígado	571
D. da pele e do tecido celular subcutâneo	680-709
D. do sistema ósteo-muscular/tecido conjuntivo	710-739
Artrite reumatóide e osteoartrose	714-715
D. do aparelho geniturinário	580-629
Lesões e envenenamentos	800-999
Sintomas, sinais, exames anormais, causas mal definidas	780-799
Outras situações	V00-V99, 740-759, 760-779

Fonte: Classificação Internacional de Doenças, 9ª e 10ª revisões – CID-9 e CID-10.

ANEXO 18
Códigos da 9ª revisão da Classificação Internacional de Doenças (CID) – Causas externas

Causas externas	CID-9
Causas externas de lesão e envenenamento:	E800-E999
Acidentes de transporte	E800-E848
Quedas acidentais	E880-E888
Suicídio e outras lesões auto-infligidas intencionalmente	E950-E959
Homicídio, agressão	E960-E969
Lesões em que se ignora se foram acidental ou intencionalmente infligidas	E980-E989

Fonte: Classificação Internacional de Doenças, 9ª e 10ª revisões – CID-9 e CID-10.

ANEXO 19
Episódios de internamento, óbitos e letalidade intra-hospitalar, segundo local de residência (NUTS III)

	2000			2004			2008			Variação 2000-2008 (%)		
	Int.	Óbts	Let. (%)	Int.	Óbts	Let. (%)	Int.	Óbts	Let. (%)	Int.	Óbts	Let. (%)
Total	650444	37224	5,7	762038	41365	5,4	862204	46450	5,4	32,6	24,8	-5,3
Local de residência (NUTS III)												
Alent. Cent.	10421	643	6,2	12098	676	5,6	13592	848	6,2	30,4	31,9	1,1
Alent. Lit.	5909	392	6,6	5265	403	7,7	8968	563	6,3	51,8	43,6	-5,4
Algarve	21649	1535	7,1	27953	1746	6,2	33549	2417	7,2	55,0	57,5	1,6
Alto Alent.	9025	640	7,1	10200	727	7,1	10593	828	7,8	17,4	29,4	10,2
A. Tr-Mont.	20273	945	4,7	22393	1163	5,2	23930	1206	5,0	18,0	27,6	8,1
Ave	26436	1304	4,9	31773	1430	4,5	36629	1719	4,7	38,6	31,8	-4,9
Bx. Alent.	9013	660	7,3	8992	627	7,0	10956	626	5,7	21,6	-5,2	-22,0
Bx. Mond.	28733	1519	5,3	34729	1670	4,8	37596	1758	4,7	30,8	15,7	-11,5
Bx. Vouga	27013	1342	5,0	32006	1521	4,8	36874	1789	4,9	36,5	33,3	-2,3
Beira Int. N	8655	539	6,2	10271	537	5,2	10269	584	5,7	18,6	8,3	-8,7
Beira Int. S	8097	427	5,3	8232	446	5,4	7606	512	6,7	-6,1	19,9	27,6
Cávado	17381	980	5,6	20840	1118	5,4	23652	1222	5,2	36,1	24,7	-8,4
Cova Beira	10789	545	5,1	11737	510	4,3	12661	623	4,9	17,4	14,3	-2,6
Dão-Lafões	19796	1141	5,8	24354	1328	5,5	27531	1467	5,3	39,1	28,6	-7,6
Douro	15360	760	4,9	17823	938	5,3	21085	1151	5,5	37,3	51,4	10,3
E. Douro-Vouga	15515	694	4,5	19465	640	3,3	21695	746	3,4	39,8	7,5	-23,1
Gr. Lisboa	137724	8641	6,3	150041	9323	6,2	159763	9477	5,9	16,0	9,7	-5,5
Gr. Porto	64466	3529	5,5	85919	3931	4,6	108983	4665	4,3	69,1	32,2	-21,8
Lezíria Tejo	17839	1175	6,6	20896	1408	6,7	23465	1643	7,0	31,5	39,8	6,3
Médio Tejo	13995	987	7,1	18352	1063	5,8	20796	1183	5,7	48,6	19,9	-19,3
Minho-Lima	13864	770	5,6	16237	867	5,3	22228	1036	4,7	60,3	34,5	-16,1
Oeste	21675	1331	6,1	25392	1590	6,3	30311	1781	5,9	39,8	33,8	-4,3
Pen. Setúbal	41896	2649	6,3	48697	3029	6,2	54220	3626	6,7	29,4	36,9	5,8
Pinh. Int. N	9280	497	5,4	12135	696	5,7	13112	767	5,8	41,3	54,3	9,2
Pinh. Int. S	3416	246	7,2	3993	266	6,7	4185	308	7,4	22,5	25,2	2,2
Pinh. Lit.	18340	920	5,0	23116	1075	4,7	27242	1217	4,5	48,5	32,3	-10,9
S. Estrela	4608	245	5,3	5610	267	4,8	5207	313	6,0	13,0	27,8	13,1
Tâmega	24298	1084	4,5	32085	1285	4,0	39205	1654	4,2	61,4	52,6	-5,4
Desc.	24978	1084	4,3	21434	1085	5,1	16301	721	4,4	-34,7	-33,5	1,9

Fonte: ACSS, base de dados dos GDH.

Anexos

ANEXO 20
Episódios de internamento, óbitos e letalidade intra-hospitalar por doença isquémica cardíaca, segundo local de residência (NUTS III)

	2000			2004			2008			Variação 2000-2008 (%)		
	Int.	Óbts	Let. (%)	Int.	Óbts	Let. (%)	Int.	Óbts	Let. (%)	Int.	Óbts	Let. (%)
Total	29309	1753	6,0	30096	2012	6,7	28036	1642	5,9	-4,3	-6,3	-2,1
Local de residência (NUTS III)												
Alent. Cent.	668	45	6,7	676	45	6,7	655	42	6,4	-1,9	-6,7	-4,8
Alent. Lit.	338	14	4,1	249	17	6,8	535	23	4,3	58,3	64,3	3,8
Algarve	1093	76	7,0	1249	82	6,6	1429	83	5,8	30,7	9,2	-16,5
Alto Alent.	455	24	5,3	446	31	7,0	472	33	7,0	3,7	37,5	32,5
A. Tr-Mont.	600	32	5,3	656	40	6,1	655	24	3,7	9,2	-25,0	-31,3
Ave	1080	50	4,6	885	56	6,3	924	42	4,5	-14,4	-16,0	-1,8
Bx. Alent.	496	20	4,0	545	32	5,9	494	18	3,6	-0,4	-10,0	-9,6
Bx. Mond.	744	49	6,6	1033	54	5,2	1006	49	4,9	35,2	0,0	-26,0
Bx. Vouga	805	33	4,1	847	42	5,0	846	50	5,9	5,1	51,5	44,2
Beira Int. N	316	29	9,2	415	18	4,3	309	20	6,5	-2,2	-31,0	-29,5
Beira Int. S	253	20	7,9	408	28	6,9	269	27	10,0	6,3	35,0	27,0
Cávado	606	22	3,6	564	39	6,9	521	19	3,6	-14,0	-13,6	0,5
Cova Beira	444	13	2,9	518	24	4,6	577	22	3,8	30,0	69,2	30,2
Dão-Lafões	553	31	5,6	661	47	7,1	709	36	5,1	28,2	16,1	-9,4
Douro	425	29	6,8	417	35	8,4	528	24	4,5	24,2	-17,2	-33,4
E. Douro-Vouga	412	28	6,8	476	30	6,3	379	24	6,3	-8,0	-14,3	-6,8
Gr. Lisboa	8876	616	6,9	8434	670	7,9	6549	475	7,3	-26,2	-22,9	4,5
Gr. Porto	3093	191	6,2	3253	204	6,3	3097	196	6,3	0,1	2,6	2,5
Lezíria Tejo	789	30	3,8	894	57	6,4	1089	46	4,2	38,0	53,3	11,1
Médio Tejo	417	32	7,7	653	37	5,7	760	38	5,0	82,3	18,8	-34,8
Minho-Lima	589	23	3,9	675	45	6,7	548	31	5,7	-7,0	34,8	44,9
Oeste	1041	66	6,3	1052	92	8,7	1049	59	5,6	0,8	-10,6	-11,3
Pen. Setúbal	2654	136	5,1	2664	162	6,1	2248	136	6,0	-15,3	0,0	18,1
Pinh. Int. N	203	16	7,9	335	20	6,0	366	23	6,3	80,3	43,8	-20,3
Pinh. Int. S	102	12	11,8	109	9	8,3	124	9	7,3	21,6	-25,0	-38,3
Pinh. Lit.	646	33	5,1	523	20	3,8	462	21	4,5	-28,5	-36,4	-11,0
S. Estrela	98	7	7,1	168	10	6,0	108	8	7,4	10,2	14,3	3,7
Tâmega	877	44	5,0	932	50	5,4	920	46	5,0	4,9	4,5	-0,3
Desc.	636	32	5,0	408	18	4,4	408	18	4,4	-35,8	-43,8	-12,3

Fonte: ACSS, base de dados dos GDH.

Anexo 21
Episódios de internamento, óbitos e letalidade intra-hospitalar por AVC segundo local de residência (NUTS III)

	2000			2004			2008			Variação 2000-2008 (%)		
	Int	Óbts	Let. (%)	Int	Óbts	Let. (%)	Int	Óbts	Let. (%)	Int	Óbts	Let. (%)
Total	24340	4048	16.6	25221	3909	15.5	28089	4204	15.0	15.4	3.9	-10.0
Local de residência (NUTS III)												
Alent. Cent.	585	86	14.7	566	69	12.2	618	72	11.7	5.6	-16.3	-20.7
Alent. Lit.	257	37	14.4	283	49	17.3	344	50	14.5	33.9	35.1	1.0
Algarve	434	81	18.7	461	95	20.6	1028	183	17.8	136.9	125.9	-4.6
Alto Alent.	323	70	21.7	353	72	20.4	421	88	20.9	30.3	25.7	-3.5
A. Tr-Mont.	734	121	16.5	792	151	19.1	774	130	16.8	5.4	7.4	1.9
Ave	1399	177	12.7	1430	154	10.8	1317	189	14.4	-5.9	6.8	13.4
Bx. Alent.	442	78	17.6	578	104	18.0	452	67	14.8	2.3	-14.1	-16.0
Bx. Mond.	931	196	21.1	1011	173	17.1	1011	177	17.5	8.6	-9.7	-16.8
Bx. Vouga	1124	197	17.5	1129	134	11.9	1084	161	14.9	-3.6	-18.3	-15.3
Beira Int. N	410	105	25.6	457	112	24.5	355	88	24.8	-13.4	-16.2	-3.2
Beira Int. S	283	68	24.0	330	57	17.3	287	58	20.2	1.4	-14.7	-15.9
Cávado	738	111	15.0	835	142	17.0	802	127	15.8	8.7	14.4	5.3
Cova Beira	225	32	14.2	397	45	11.3	342	33	9.6	52.0	3.1	-32.2
Dão-Lafões	1101	196	17.8	1032	169	16.4	1122	167	14.9	1.9	-14.8	-16.4
Douro	687	115	16.7	713	124	17.4	739	109	14.7	7.6	-5.2	-11.9
E. Douro-Vouga	529	88	16.6	460	64	13.9	516	77	14.9	-2.5	-12.5	-10.3
Gr. Lisboa	3643	607	16.7	3619	592	16.4	5667	768	13.6	55.6	26.5	-18.7
Gr. Porto	2304	379	16.4	2420	359	14.8	2772	383	13.8	20.3	1.1	-16.0
Lezíria Tejo	962	146	15.2	856	177	20.7	787	149	18.9	-18.2	2.1	24.7
Médio Tejo	640	117	18.3	735	104	14.1	731	99	13.5	14.2	-15.4	-25.9
Minho-Lima	879	129	14.7	812	105	12.9	914	105	11.5	4.0	-18.6	-21.7
Oeste	1112	134	12.1	1001	134	13.4	994	136	13.7	-10.6	1.5	13.5
Pen. Setúbal	1512	254	16.8	1783	280	15.7	1863	321	17.2	23.2	26.4	2.6
Pinh. Int. N	362	58	16.0	447	71	15.9	417	58	13.9	15.2	0.0	-13.2
Pinh. Int. S	174	50	28.7	189	37	19.6	195	45	23.1	12.1	-10.0	-19.7
Pinh. Lit.	771	134	17.4	738	97	13.1	736	123	16.7	-4.5	-8.2	-3.8
S. Estrela	171	34	19.9	175	18	10.3	171	34	19.9	0.0	0.0	0.0
Tâmega	1413	211	14.9	1466	196	13.4	1381	168	12.2	-2.3	-20.4	-18.5
Desc.	195	37	19.0	153	25	16.3	249	39	15.7	27.7	5.4	-17.5

Fonte: ACSS, base de dados dos GDH.

ANEXO 22
Episódios de internamento, óbitos e letalidade intra-hospitalar por cancro da mama feminina, segundo local de residência (NUTS III)

	2000			2004			2008			Variação 2000-2008 (%)		
	Int.	Óbts	Let. (%)	Int.	Óbts	Let. (%)	Int.	Óbts	Let. (%)	Int.	Óbts	Let. (%)
Total	5353	464	8,7	1131	64	5,7	7112	373	5,2	32,9	-19,6	-39,5
Local de residência (NUTS III)												
Alent. Cent.	107	9	8,4	126	7	5,6	127	10	7,9	18,7	11,1	-6,4
Alent. Lit.	48	9	18,8	41	3	7,3	69	2	2,9	43,8	-77,8	-84,5
Algarve	192	17	8,9	241	11	4,6	314	16	5,1	63,5	-5,9	-42,5
Alto Alent.	69	8	11,6	90	11	12,2	100	9	9,0	44,9	12,5	-22,4
A. Tr-Mont.	79	7	8,9	74	6	8,1	115	7	6,1	45,6	0,0	-31,3
Ave	142	9	6,3	180	8	4,4	277	17	6,1	95,1	88,9	-3,2
Bx. Alent.	77	10	13,0	102	2	2,0	80	7	8,8	3,9	-30,0	-32,6
Bx. Mond.	261	18	6,9	319	22	6,9	288	16	5,6	10,3	-11,1	-19,4
Bx. Vouga	187	9	4,8	269	12	4,5	212	10	4,7	13,4	11,1	-2,0
Beira Int. N	50	4	8,0	60	5	8,3	57	5	8,8	14,0	25,0	9,6
Beira Int. S	63	4	6,3	51	6	11,8	38	4	10,5	-39,7	0,0	65,8
Cávado	153	12	7,8	150	6	4,0	215	6	2,8	40,5	-50,0	-64,4
Cova Beira	65	10	15,4	74	8	10,8	66	10	15,2	1,5	0,0	-1,5
Dão-Lafões	134	9	6,7	183	17	9,3	172	7	4,1	28,4	-22,2	-39,4
Douro	67	8	11,9	65	4	6,2	105	4	3,8	56,7	-50,0	-68,1
E. Douro-Vouga	49	4	8,2	70	3	4,3	164	3	1,8	234,7	-25,0	-77,6
Gr. Lisboa	1184	138	11,7	1275	111	8,7	1512	89	5,9	27,7	-35,5	-49,5
Gr. Porto	358	12	3,4	448	18	4,0	808	26	3,2	125,7	116,7	-4,0
Lezíria Tejo	145	13	9,0	180	12	6,7	214	13	6,1	47,6	0,0	-32,2
Médio Tejo	153	16	10,5	147	11	7,5	173	12	6,9	13,1	-25,0	-33,7
Minho-Lima	98	8	8,2	101	5	5,0	164	3	1,8	67,3	-62,5	-77,6
Oeste	194	16	8,2	203	17	8,4	264	18	6,8	36,1	12,5	-17,3
Pen. Setúbal	404	35	8,7	437	26	5,9	490	30	6,1	21,3	-14,3	-29,3
Pinh. Int. N	90	6	6,7	103	8	7,8	101	6	5,9	12,2	0,0	-10,9
Pinh. Int. S	24	1	4,2	21	6	28,6	27	1	3,7	12,5	0,0	-11,1
Pinh. Lit.	153	8	5,2	172	15	8,7	138	6	4,3	-9,8	-25,0	-16,8
S. Estrela	19	0	0,0	41	1	2,4	45	4	8,9	136,8	-	-
Tâmega	89	4	4,5	72	2	2,8	233	7	3,0	161,8	75,0	-33,2
Desc.	699	60	8,6	6426	427	6,6	544	25	4,6	-22,2	-58,3	-46,5

Fonte: ACSS, base de dados dos GDH.

Anexo 23
Episódios de internamento, óbitos e letalidade intra-hospitalar por cancro do cólon e recto, segundo local de residência (NUTS III)

	2000			2004			2008			Variação 2000-2008 (%)		
	Int.	Óbts	Let. (%)	Int.	Óbts	Let. (%)	Int.	Óbts	Let. (%)	Int.	Óbts	Let. (%)
Total	7811	1004	12,9	8741	1181	13,5	9137	1373	15,0	17,0	36,8	16,9
Local de residência (NUTS III)												
Alent. Cent.	151	20	13,2	199	37	18,6	163	35	21,5	7,9	75,0	62,1
Alent. Lit.	101	11	10,9	111	9	8,1	93	13	14,0	-7,9	18,2	28,3
Algarve	270	34	12,6	336	42	12,5	368	56	15,2	36,3	64,7	20,8
Alto Alent.	157	27	17,2	128	23	18,0	142	25	17,6	-9,6	-7,4	2,4
A. Tr-Mont.	164	15	9,1	247	35	14,2	309	43	13,9	88,4	186,7	52,1
Ave	309	44	14,2	286	31	10,8	372	35	9,4	20,4	-20,5	-33,9
Bx. Alent.	152	26	17,1	145	24	16,6	136	25	18,4	-10,5	-3,8	7,5
Bx. Mond.	337	44	13,1	337	48	14,2	373	59	15,8	10,7	34,1	21,1
Bx. Vouga	325	45	13,8	346	46	13,3	328	44	13,4	0,9	-2,2	-3,1
Beira Int. N	116	17	14,7	132	11	8,3	154	25	16,2	32,8	47,1	10,8
Beira Int. S	160	19	11,9	137	20	14,6	106	13	12,3	-33,8	-31,6	3,3
Cávado	206	34	16,5	162	18	11,1	238	24	10,1	15,5	-29,4	-38,9
Cova Beira	178	27	15,2	175	24	13,7	178	30	16,9	0,0	11,1	11,1
Dão-Lafões	235	21	8,9	281	37	13,2	268	39	14,6	14,0	85,7	62,8
Douro	161	10	6,2	171	17	9,9	175	19	10,9	8,7	90,0	74,8
E. Douro-Vouga	96	11	11,5	123	13	10,6	178	27	15,2	85,4	145,5	32,4
Gr. Lisboa	1611	253	15,7	1760	276	15,7	1879	301	16,0	16,6	19,0	2,0
Gr. Porto	612	49	8,0	773	89	11,5	931	104	11,2	52,1	112,2	39,5
Lezíria Tejo	242	38	15,7	235	41	17,4	286	67	23,4	18,2	76,3	49,2
Médio Tejo	195	27	13,8	232	40	17,2	242	46	19,0	24,1	70,4	37,3
Minho-Lima	138	16	11,6	137	17	12,4	191	31	16,2	38,4	93,8	40,0
Oeste	267	30	11,2	330	55	16,7	348	61	17,5	30,3	103,3	56,0
Pen. Setúbal	546	73	13,4	619	86	13,9	650	95	14,6	19,0	30,1	9,3
Pinh. Int. N	102	13	12,7	173	19	11,0	137	23	16,8	34,3	76,9	31,7
Pinh. Int. S	58	4	6,9	59	10	16,9	42	8	19,0	-27,6	100,0	176,2
Pinh. Lit.	243	23	9,5	287	26	9,1	252	37	14,7	3,7	60,9	55,1
S. Estrela	62	4	6,5	64	6	9,4	61	9	14,8	-1,6	125,0	128,7
Tâmega	148	15	10,1	199	17	8,5	297	41	13,8	100,7	173,3	36,2
Desc.	469	54	11,5	557	64	11,5	240	38	15,8	-48,8	-29,6	37,5

Fonte: ACSS, base de dados dos GDH.

Anexos

Anexo 24
Episódios de internamento, óbitos e letalidade intra-hospitalar por cancro da traqueia, brônquios e pulmão, segundo local de residência (NUTS III)

	2000			2004			2008			Variação 2000-2008 (%)		
	Int.	Óbts	Let. (%)	Int.	Óbts	Let. (%)	Int.	Óbts	Let. (%)	Int.	Óbts	Ÿet. (%)
Total	4483	1153	25,7	4639	1414	30,5	4964	1618	32,6	17	36,8	16,9
Local de residência (NUTS III)												
Alent. Cent.	78	18	23,1	89	31	34,8	76	39	51,3	7,9	75	62,1
Alent. Lit.	39	9	23,1	47	14	29,8	38	12	31,6	-7,9	18,2	28,3
Algarve	179	58	32,4	191	59	30,9	211	81	38,4	36,3	64,7	20,8
Alto Alent.	66	19	28,8	86	28	32,6	46	18	39,1	-9,6	-7,4	2,4
A. Tr-Mont.	86	20	23,3	89	15	16,9	82	16	19,5	88,4	186,7	52,1
Ave	222	41	18,5	189	40	21,2	257	66	25,7	20,4	-20,5	-33,9
Bx. Alent.	60	22	36,7	68	24	35,3	67	30	44,8	-10,5	-3,8	7,5
Bx. Mond.	139	31	22,3	157	41	26,1	211	49	23,2	10,7	34,1	21,1
Bx. Vouga	121	30	24,8	163	33	20,2	145	40	27,6	0,9	-2,2	-3,1
Beira Int. N	60	11	18,3	87	17	19,5	54	10	18,5	32,8	47,1	10,8
Beira Int. S	56	9	16,1	54	7	13,0	28	6	21,4	-33,8	-31,6	3,3
Cávado	175	50	28,6	165	51	30,9	131	46	35,1	15,5	-29,4	-38,9
Cova Beira	63	13	20,6	115	20	17,4	112	20	17,9	0	11,1	11,1
Dão-Lafões	152	26	17,1	129	37	28,7	165	47	28,5	14	85,7	62,8
Douro	105	14	13,3	83	15	18,1	87	23	26,4	8,7	90	74,8
E. Douro-Vouga	62	22	35,5	48	14	29,2	76	30	39,5	85,4	145,5	32,4
Gr. Lisboa	1013	326	32,2	1007	379	37,6	1161	404	34,8	16,6	19	2
Gr. Porto	562	137	24,4	585	167	28,5	655	225	34,4	52,1	112,2	39,5
Lezíria Tejo	132	28	21,2	116	32	27,6	112	35	31,3	18,2	76,3	49,2
Médio Tejo	82	18	22,0	63	20	31,7	91	27	29,7	24,1	70,4	37,3
Minho-Lima	101	23	22,8	63	15	23,8	86	21	24,4	38,4	93,8	40
Oeste	102	16	15,7	123	39	31,7	181	54	29,8	30,3	103,3	56
Pen. Setúbal	299	78	26,1	342	137	40,1	361	161	44,6	19	30,1	9,3
Pinh. Int. N	68	16	23,5	50	11	22,0	82	24	29,3	34,3	76,9	31,7
Pinh. Int. S	20	3	15,0	12	4	33,3	15	3	20,0	-27,6	100	176,2
Pinh. Lit.	45	17	37,8	77	22	28,6	90	27	30,0	3,7	60,9	55,1
S. Estrela	26	1	3,8	29	6	20,7	27	3	11,1	-1,6	125	128,7
Tâmega	148	32	21,6	127	28	22,0	168	47	28,0	100,7	173,3	36,2
Desc.	222	65	29,3	285	108	37,9	149	54	36,2	-48,8	-29,6	37,5

Fonte: ACSS, base de dados dos GDH.

ANEXO 25
Estratégias dos serviços para o DeFTV

	Serviços de Medicina		Serviços de cirurgia		Cuidados intensivos		Não identificado	
	N	%	N	%	N	%	N	%
Total	14	36,8	11	28,9	4	10,5	9	23
O Serviço nunca transfere DeFTV								
Nunca/raramente	12	86	9	81,8	3	75,0	6	66,6
Por vezes/frequentemente	2	14	1	9,10	1	25,0	2	22,2
NS/NA	-	-	1	9,10	-	-	1	11,1
Transferência para outro hospital								
Nunca/raramente	10	90,9	7	77,8	2	50,0	6	66,7
Por vezes/frequentemente	1	9,1	2	22,2	1	25,0	-	-
NS/NA	-	-	-	-	1	25,0	3	33,3
Existe um espaço reservado para o DeFTV								
Não	11	78,6	4	36,4	2	50,0	5	55,6
Sim	3	21,4	7	63,6	2	50,0	2	22,2
NS/NA	-	-	-	-	-	-	2	36,8
Existem orientações sobre o acompanhamento do Deftv								
Não	2	14,3	3	30,0	-	-	5	55,6
Sim	12	85,7	7	70,0	4	100	3	33,3
NS/NA	-	-	-	-	-	-	1	100
Existe protocolo escrito relativo a								
Transferência para quarto/espaço isolado	1	8,3	-	-	1	25	1	33,3
Controlo da dor	1	8,3	1	14,3	3	75	-	-
Possibilidade da presença de familiares	3	25	2	28,6	3	75	2	66,6
Apoio Psicológico	2	16,7	2	28,6	2	50	1	33,3
Assistência espiritual e religiosa	4	33,3	3	42,9	3	75	2	66,6
Apoio linguístico	3	25	2	28,6	3	75	1	33,3
Alta domicílio se o doente o desejar	2	16,7	1	14,3	-	-	1	33,3
Total	12		7		4		3	
O serviço tem profissionais com formação específica nesta área								
Não	8	57,1	10	90,9	3	75,0	6	62,5
Sim	4	28,6	-	-	1	25,0	-	-
NS/NA	2	14,3	1	9,1	-	-	3	37,5
Quando são integrados no serviço os médicos recebem formação específica								
Não	6	42,9	4	36,4	2	50,0	3	33,3
Sim	3	21,4	-	-	1	25,0	1	11,1
NS/NA/NR	5	35,7	7	63,3	1	25,0	5	55,6
O serviço tem enfermeiros com formação específica na área								
Não	7	50,0	7	60,0	2	50,0	4	44,4
Sim	4	28,6	2	20,0	2	50,0	4	44,4
NS/NA/NR	3	21,4	2	20,0	-	-	1	11,4
Quando são integrados no serviço os enfermeiros recebem formação específica								

Anexos

	Serviços de Medicina		Serviços de cirurgia		Cuidados intensivos		Não identificado	
	N	%	N	%	N	%	N	%
Não	7	50,0	6	54,6	-	-	2	22,2
Sim	4	28,6	1	9,1	4	100	3	33,3
NS/NA/NR	3	21,4	1	9,1	-	-	4	44,5
O serviço tem disponível para o DeFTV o apoio de outros profissionais								
Não	-	-	1	9,1	-	-	1	12,5
Sim	14	100	1	90,9	4	100	5	50,0
NS/NA/NR	-	-	-	-	-	-	3	37,5
O DeFTV habitualmente participa na decisão sobre as seguintes alternativas								
O tratamento médico	6	42,9	5	45,5	2	50	2	22,2
As estratégias de controlo da dor	6	42,9	9	81,8	2	50	2	22,2
A possibilidade de ir para casa	8	57,1	11	100	3	75	4	44,4
NS/NA	6	42,9	-	-	1	25	2	22,2
O serviço presta cuidados em regime domiciliário								
Não	12	85,7	9	81,8	4	100	8	88,9
Sim	1	7,1	2	18,2	-	-	-	-
NS/NA/NR	1	7,1	-	-	-	-	1	11.1
O DeFTV ao qual o Serviço presta cuidados em regime domiciliário é referenciado para o Médico Assistente/Médico de Família								
Não	2	14,3	1	9,1	1	25	1	11,1
Sim	3	21,4	2	18,2	-	-	1	11,1
NS/NA/NR	9	64,3	2	18,2	3	75,0	7	77,8

NS: Não sabe; NA: Não aplicável; NR: Não responde.
Fonte: Elaborado pelos autores com base nos dados dos inquéritos realizados.

Anexo 26
Estratégias de apoio à família do DeFTV

	Serviços de Medicina		Serviços de cirurgia		Cuidados intensivos		Não identificado	
	N	%	N	%	N	%	N	%
Total	14	36,8	11	28,9	4	10,5	9	23
A família pode acompanhar o DeFTV								
24 horas por dia	9	64,3	7	63,6	2	50	5	55,6
Apenas durante o dia	4	28,6	3	27,3	2	50,0	2	22,2
Apenas na hora da visita	-	-	-	-	-	-	-	-
NS/NA/NR	1	7,1	1	9,1	-	-	2	22,2
A família é informada sobre os cuidados a prestar ao doente								
Algumas vezes	2	14,3	1	9,1	1	25,0	3	37,5
Frequentemente	12	85,7	10	90,9	3	75,0	6	62,5
NR	-	-	-	-	-	-	-	-
O serviço tem orientações sobre como comunicar com a família, em caso de morte iminente								
Não	3	21,4	3	27,3	-	-	1	11,1
Sim	10	71,4	6	54,5	4	100	5	55,6
NS/NA/NR	1	7,1	2	18,2	-	-	2	22,2
O serviço tem orientações sobre como comunicar com a família, no caso da família do doente não estar presente no momento do óbito								
Não	-	-	2	18,2	-	-	1	11,1
Sim	11	78,6	6	54,5	4	100	5	55,6
NS/NA/NR	3	21,4	3	27,3	-	-	3	33,3
No caso de a família não estar presente no momento do óbito, habitualmente a notícia é dada por								
Pessoalmente	10	71,4	5	45,4	4	100	5	55,6
Por contacto telefónico	11	78,6	9	81,8	2	50	5	55,6
NS/NR	-	-	-	-	-	-	1	11,1
Habitualmente a notícia é dada por								
Um Médico	10	71,4	9	81,8	4	100	6	62,5
Um Enfermeiro	10	71,4	8	72,8	3	75	4	44,4
NS/NR	-	-	-	-	-	-	1	11,1
A notícia de morte é comunicada ao Médico Assistente/Médico de Família do doente falecido								
Nunca/Raramente	8	57,1	6	54,6	1	25,0	3	33,3
Algumas vezes/ Frequentemente	5	35,7	4	36,4	2	50,0	5	55,6
NS/NA	1	7,1	1	91,	1	25,0	1	11,1

NS: Não sabe; NA: Não aplicável; NR: Não responde.
Fonte: Elaborado pelos autores com base nos dados dos inquéritos realizados.

Anexo 27
Caracterização da amostra

	Médicos		Enfermeiros	
	N	%	N	%
Total	41	100,0	176	100,0
Região de Saúde				
Norte	9	22,0	56	31,8
Centro	4	9,8	17	9,7
LVT	23	56,1	89	50,6
Alentejo	2	4,9	8	4,5
Algarve	1	2,4	2	1,1
NR	2	4,9	4	2,3
Sexo				
H	20	48,8	31	17,6
M	21	51,2	145	82,4
Grupo etário				
< 25 anos	0	0,0	7	4,0
25 a 34 anos	6	14,6	95	54,0
35 a 44 anos	5	12,2	36	20,5
45 a 54 anos	12	29,3	34	19,3
55 a 64 anos	17	41,5	2	1,1
NR	1	2,4	2	1,1

NR: Não responde.
Fonte: Elaborado pelos autores com base nos dados dos inquéritos realizados.

Anexo 28
Caracterização dos Médicos e Enfermeiros por especialidade

Médicos			Enfermeiros		
	N	%		N	%
Total	41	18,9		176	81,1
Especialidade 1					
Gastrenterologia	16	39,0	Enf. Médico-cirúrgica	13	7,4
Med. Interna	12	29,3	Enf. Saúde Inf. e Pedia.	11	6,3
Cirurgia Geral	3	7,3	Enf. Reabilitação	11	6,3
Pediatria	2	4,9	Enf. S. Mental e Psiq.	7	4,0
Infecciologia	1	2,4	Neurocirurgia	6	3,4
Med. Interna-Oncologia	1	2,4	Enf. S. Materna e Obst.	2	1,1
Med. Interna (IC)	1	2,4	Adm. Serviços Enf.	1	0,6
Ortop. e Traumatologia	1	2,4	Enf. Adulto e Idoso com Doença Crónica	1	0,6
Otorrinolaringologia	1	2,4	Enf. Comunitária	1	0,6
Pneumologia	1	2,4	Gastrenterologia	1	0,6
Urologia	1	2,4	Cuidados paliativos	1	0,6
NR	1	2,4	Reumatologia	1	0,6
-----	---	---	S. Idoso e Geriátrica	1	0,6
---	---	---	NR	119	67,6
Especialidade 2					
Cardiologia	1	2,4	Gest. Adm. Serv. Enf.	2	1,1
Med. Intensiva	1	2,4	A pessoa em situação de risco de vida	1	0,6
Nefrologia	1	2,4	Comunic. em Saúde	1	0,6
Oncologia	1	2,4	Cuidados Paliativos	1	0,6
Oncologia Médica	1	2,4	Hemodiálise	1	0,6
NR	36	87,8	Mestr. Ciências de Enf.	1	0,6
----	---	--	Neurocirurgia	1	0,6
----	--	---	Pós Grad. Geriatria	1	0,6
---	---	---	NR	167	94,9

NR: Não responde.
Fonte: Elaborado pelos autores com base nos dados dos inquéritos realizados.

Anexo 29
Distribuição dos médicos e enfermeiros por número de anos após a licenciatura

	Médicos		Enfermeiros	
	N	%	N	%
Total	41	100,0	176	100,0
N.º de anos após licenciatura				
0 a 4 anos	2	4,9	47	26,7
5 a 10 anos	4	9,8	66	37,5
11 a 20 anos	5	12,2	38	21,6
21 a 30 anos	14	34,1	14	8,0
> 30 anos	16	39,0	1	0,6
NR	0	0,0	10	5,7

NR: Não responde.
Fonte: Elaborado pelos autores com base nos dados dos inquéritos realizados.

Anexos

Anexo 30
Instituição/Organização responsável pela formação após licenciatura

Médicos	Enfermeiros
N (8) (100%)	N (66) (100%)
Centro de Formação do	Associação Portuguesa de Cuidados Paliativos
Hospital Egas Moniz	Centro de Formação do Hospital de Santa Maria
Faculdade de Medicina	Centro de Formação do Hospital Egas Moniz
de Lisboa	Centro Hospitalar Lisboa Norte
Hospital Geral de Santo	CESPU
António	Escola Superior de Enfermagem da Universidade do Minho
Instituto de Ciências	Escola Superior de Enfermagem de Calouste Gulbenkian
Biomédicas Abel Salazar	Escola Superior de Enfermagem de Coimbra
Sociedade Portuguesa de	Escola Superior de Enfermagem do Porto
Cuidados Intensivos	Escola Superior de Enfermagem S. Vicente de Paulo
Unidade de Missão para	Escola Superior de Saúde Cruz Vermelha Portuguesa
os Cuidados Continuados	Escola Superior de Saúde de Santarém
Integrados	Escola Superior de Saúde de Viana do Castelo
Universidade Católica	ESESFM
Portuguesa	Faculdade de Medicina da Universidade do Porto/Departamento de Bioética
	Faculdade de Medicina de Lisboa
	Faculdade de Medicina do Porto
	Hospital do Litoral Alentejano
	Hospital do Visconde de Salreu - Estarreja
	Hospital Fernando Fonseca
	Hospital Garcia de Orta
	Hospital Geral de Santo António
	Instituto de Ciências Biomédicas Abel Salazar
	Instituto de Formação em Enfermagem
	Instituto Português de Oncologia
	Ordem dos Enfermeiros
	Sociedade Portuguesa de Cuidados Intensivos
	Unidade de Missão para os Cuidados Continuados Integrados
	Unidade Local de Saúde de Matosinhos
	Universidade Católica Portuguesa
	Universidade do Algarve

Fonte: Elaborado pelos autores com base nos dados dos inquéritos realizados.

ANEXO 31
Formação específica pré e pós graduada

	Médicos		Enfermeiros	
	N	%	N	%
Total	41	100	176	100
Formação pré-graduada				
Não	39	95,1	86	48,9
Sim	2	4,9	90	51,1
Formação específica pós-graduada				
Não	33	80,5	109	61,9
Sim	8	19,5	66	37,5
NR	0	0,0	1	0,6
Tipo de formação pós-graduada				
Total[1]	8	100,0	66	100,0
Pós-Graduação	3	37,5	26	39,4
Seminários/Workshops	5	62,5	35	53,0
Outra	2	25,0	20	30,3

NR: Não responde.

[1] Total é igual ao nº de profissionais de Saúde que responderam afirmativamente à questão anterior. A soma é superior ao total por poder ser seleccionada mais do que uma alternativa. Outros tipos de formação citados: Formação em serviço em Cuidados Continuados, Mestrado em Cuidados Paliativos.

Fonte: Elaborado pelos autores com base nos dados dos inquéritos realizados.

ANEXO 32
Incentivo à formação e formação específica na integração no Serviço

	Médicos		Enfermeiros	
	N	%	N	%
Total	41	100	176	100
Incentivo à formação				
Não	21	51,2	62	35,2
Sim	10	24,4	75	42,6
NS	9	22,0	37	21,0
NR	1	2,4	2	1,1
Formação quando integrou o Serviço				
Não	37	90,2	149	84,7
Sim	2	4,9	20	11,4
NS	1	2,4	4	2,3
NR	1	2,4	3	1,7

NS: Não sabe; NR: Não responde.

Fonte: Elaborado pelos autores com base nos dados dos inquéritos realizados.

Anexos 205

ANEXO 33
Frequência com que acompanha um DeFTV

	Médicos		Enfermeiros	
	N	%	N	%
Total	41	100,0	176	100,0
Frequência com que acompanha DeFTV				
Nunca	0	0,0	2	1,1
Menos de 10 doentes por ano	10	24,4	35	19,9
10 ou mais doentes por ano	30	73,2	133	75,6
NS	1	2,4	6	3,4

NS: Não sabe.
Fonte: Elaborado pelos autores com base nos dados dos inquéritos realizados.

ANEXO 34
Discussão na equipa quanto à possibilidade do DeFTV ser acompanhado no domicílio

	Médicos		Enfermeiros	
	N	%	N	100%
Total	41	100	176	100
Discussão da possibilidade do DeFTV ser acompanhado em casa				
Nunca	2	4,9	20	11,4
Raramente	2	4,9	20	11,4
Algumas vezes	5	12,2	32	18,2
Frequentemente	11	26,8	25	14,2
NS	0	0,0	1	0,6
NA	9	22,0	41	23,3
NR	12	29,3	37	21,0

NS: Não sabe; NA: Não aplicável; NR: Não responde.
Fonte: Elaborado pelos autores com base nos dados dos inquéritos realizados.

ANEXO 35
Formação aos familiares do DeFTV

	Médicos		Enfermeiros	
	N	%	N	%
Total	41	100	176	100
Formação aos familiares do DeFTV				
Nunca	5	12,2	9	5,1
Raramente	6	14,6	28	15,9
Algumas vezes	10	24,4	67	38,1
Frequentemente	16	39,0	47	26,7
NA	3	7,3	19	10,8
NR	1	2,4	6	3,4

NA: Não aplicável; NR: Não responde.
Fonte: Elaborado pelos autores com base nos dados dos inquéritos realizados.

ANEXO 36
Apoio de Psicólogo para os familiares durante o processo e após a morte de DeFTV

	Médicos		Enfermeiros	
	N	%	N	%
Total	41	100	176	100
Apoio psicológico aos familiares durante o processo				
Nunca	8	19,5	36	20,5
Raramente	9	22,0	34	19,3
Algumas vezes	12	29,3	47	26,7
Frequentemente	12	29,3	49	27,8
NA	0	0,0	7	4,0
NR	0	0,0	3	1,7
Apoio psicológico para os familiares após a morte				
Nunca	14	34,1	67	38,1
Raramente	17	41,5	44	25,0
Algumas vezes	7	17,1	26	14,8
Frequentemente	3	7,3	24	13,6
NA	0	0,0	1	0,6
NR	0	0,0	10	5,7
Nunca	0	0,0	4	2,3

NS: Não sabe; NA: Não aplicável; NR: Não responde.
Fonte: Elaborado pelos autores com base nos dados dos inquéritos realizados.

ANEXO 37
Apoio Social para os familiares durante o processo e após a morte de DeFTV

	Médicos		Enfermeiros	
	N	%	N	%
Total	41	100	176	100
Apoio social para os familiares durante o processo				
Nunca	2	4,9	14	8,0
Raramente	6	14,6	21	11,9
Algumas vezes	10	24,4	49	27,8
Frequentemente	23	56,1	82	46,6
NA	0	0,0	7	4,0
NR	0	0,0	3	1,7
Apoio social para os familiares após a morte				
Nunca	16	39,0	74	42,0
Raramente	11	26,8	50	28,4
Algumas vezes	10	24,4	23	13,1
Frequentemente	2	4,9	9	5,1
NS	1	2,4	5	2,8
NA	0	0,0	11	6,3
NR	1	2,4	4	2,3

NS: Não sabe; NA: Não aplicável; NR: Não responde.
Fonte: Elaborado pelos autores com base nos dados dos inquéritos realizados.

Anexos

Anexo 38
Estratégias de acompanhamento do DeFTV com equipa multidisciplinar

	Médicos		Enfermeiros	
	N	%	N	%
Total	41	100	176	100
Equipa multidisciplinar no acompanhamento do DeFTV				
Nunca	7	17,1	21	11,9
Raramente	2	4,9	35	19,9
Algumas vezes	8	19,5	34	19,3
Frequentemente	17	41,5	71	40,3
NS	5	12,2	5	2,8
NA	1	2,4	9	5,1
NR	1	2,4	1	0,6

NS: Não sabe; NA: Não aplicável; NR: Não responde.
Fonte: Elaborado pelos autores com base nos dados dos inquéritos realizados.

ÍNDICE

Prefácio 7

Nota prévia 11

Capítulo I – Enquadramento e metodologia 13
    1. Enquadramento 13
    2. Metologia 19

Capítulo II – A morte em Portugal 31
    1. Natalidade, mortalidade e migrações 31
    2. A morte em Portugal: de 2000 a 2008 34
    3. Morrer no hospital, em casa ou na via pública (2008) ... 59
    4. Mortes prematuras e evitáveis 72
    5. Discussão 78

Capítulo III – A morte hospitalar 89
    1. Internamento e morte hospitalar 89
    2. Morrer com doença cardiovascular 101
    3. Morrer com doença oncológica 117
    4. Discussão 143

Capítulo IV – O doente em fase terminal da vida 151
    1. Organização dos serviços 151
    2. Experiência e formação dos médicos e enfermeiros 155
    3. Discussão 160

Capítulo V – Conclusões e recomendações finais 165

Capítulo VI – Bibliografia 169

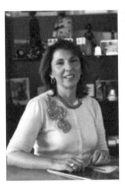

Maria do Céu Machado, Alta Comissária da Saúde, Professora de Pediatra da Faculdade de Medicina de Lisboa, Vice-Presidente do Conselho Geral da Universidade de Évora.
Licenciada em Medicina, Especialista em Pediatria, com competência em Neonatologia e em Gestão pela Ordem dos Médicos.
Directora do Departamento de Pediatria do Hospital Fernando Fonseca (1196-2004) e Directora Clínica do mesmo Hospital (2004-2005).
8 Bolsas de Investigação, Prémios Bial de Medicina Clínica (2002 e 2006) e de Qualidade Amélia de Mello (2005) Grande Oficial da Ordem de Mérito.
Participação no estudo: Idealização, esboço e acompanhamento da investigação. Discussão de resultados e conclusões.

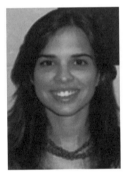

Luísa Couceiro, Assessora do Gabinete de Informação e Prospectiva do ACS (2007-2009), coordenadora deste gabinete (desde 2009) e membro da equipa técnica para a elaboração do PNS 2011-2016.
Licenciada em Geografia com especialização em Ordenamento do Território (Fac. Letras-Univ. Coimbra), mestre em Saúde Pública com especialização em Politicas e Administração de Saúde (ENSP-UNL). Frequenta o curso de Epidemiologia (Fac. Medicina-Univ. Lisboa) e realizou Curso de Balanced Scorecard na Administração Pública (INA).
Representa o ACS em grupos de discussão sobre indicadores de saúde da OMS-Europa, Conselho da Europa e Conselho Superior de Estatística (grupo de trabalho da saúde), no projecto SHARE e na Agência para a Modernização Administrativa.
Foi bolseira de investigação num projecto *"Planeamento Urbano Saudável. Desenvolvimento e Aplicação de um Modelo ao Caso da Amadora"* financiado pela FCT (2006-2007),
Participação no estudo: Acompanhamento geral, introdução, metodologia, elaboração do desenho dos inquéritos, conclusões e recomendações.

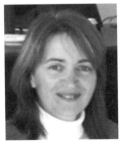

Isabel Alves, Assessora do Gabinete de Informação e Prospectiva do Alto Comissariado da Saúde (desde 2007).
Licenciada em Meteorologia, Oceanografia e Geofísica e em Estatística e Gestão da Informação. Frequenta o Mestrado em Epidemiologia da FML (UL).
Foi professora de Matemática e de Físico-Química no Ensino Oficial Básico e Secundário e colaborou, no âmbito da gestão e análise de dados, em projectos do Centro de Estudos

Geográficos da Universidade de Coimbra, com a DGS, SG do Ministério da Saúde e Hospital Fernando Fonseca.

Participação no estudo: Processamento dos dados e análise estatística no estudo da mortalidade geral e da mortalidade prematura e evitável; colaboração na construção dos questionários, disponibilização na Internet e organização dos dados recolhidos; contribuição na recolha de bibliografia, descrição dos métodos e discussão de resultados.

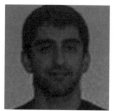

Ricardo Almendra, Assessor do Gabinete de Informação e Prospectiva do ACS (desde 2009).

Licenciado em Geografia com especialização em Ordenamento do Território (Faculdade de Letras – UC) e mestre em Geografia Humana, Ordenamento do Território e Desenvolvimento (Fac. Letras – UC).

Foi bolseiro de Investigação da Universidade de Coimbra no âmbito do projecto de *"Estudo das necessidades de serviços de saúde no Agrupamento de Centros de Saúde – ACES – Mondego 1 e proposta de reorganização e monitorização da Rede"*. Colaborou na docência da cadeira de SIG no I Curso Pós-Graduado de actualização de Epidemiologia Espacial da Faculdade de Medicina de Lisboa.

Participação no estudo: Elaboração da cartografia, recolha de dados provenientes da base dos GDH, análise realizada aos internamentos hospitalares.

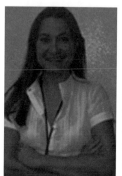

Maria A. Cortes, Assessora do Gabinete Técnico do Plano Nacional de Saúde 2011-2016 do ACS (desde 2009).

Licenciada em Psicologia com especialização em Psicologia da Saúde (Fac. de Psicologia e de Ciência da Educação da Univ. Porto), mestre em Psicologia Clínica e da Saúde com especialização em Psicologia da Saúde e da Doença (FP-UL), frequenta o Doutoramento em Saúde Internacional (IHMT--UNL) e realizou Pós-Graduação em Análise de Dados em Ciências Sociais (ISCTE).

Foi bolseira e assistente de investigação em diversos projectos de investigação, nomeadamente financiados pela FCT.

Participação no estudo: Colaboração no capítulo sobre o Doente em Fase Terminal da Vida.